誤嚥性肺炎は「10秒ののどトレ」でくいとめる

耳鼻咽喉科専門医
浦長瀬昌宏

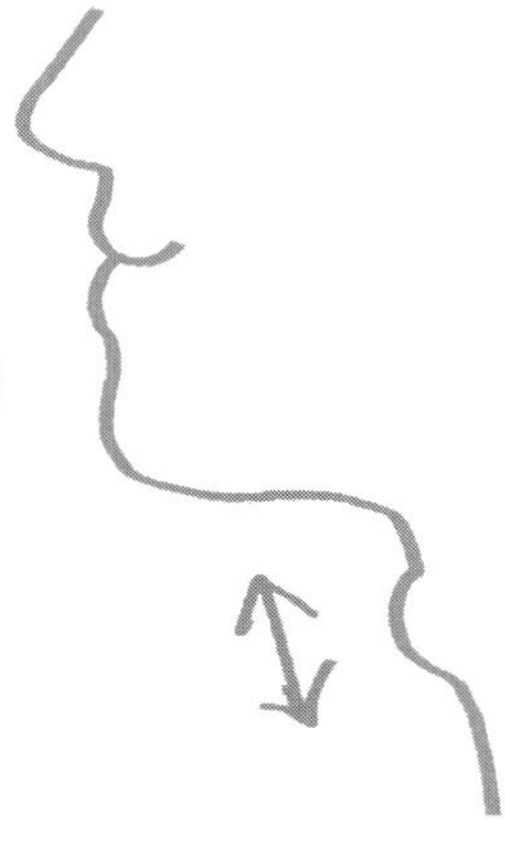

PHP

はじめに

超高齢社会の日本では平均寿命も非常に長く、男性は約80歳、女性は約87歳で、これは世界最高レベルです。長生きをされている方がたくさんおられるわけです。

これに対して、日常生活に支障なく暮らせる健康寿命はどうでしょうか。男性は約71歳、女性は約74歳という統計データがあります。つまり晩年、男性で平均9年、女性で平均13年は、健康に関する何らかの問題を抱えて過ごすわけです。平均寿命と健康寿命との差は、日本は他国よりも開いているといわれます。

しかし、せっかく長生きをされているのですから、できるだけお元気で、幸せに過ごしていただきたいものです。健康寿命を延ばすには、一つには、ご飯を美味《おい》しく食べられることが大切でしょう。何でももりもり食べられたら、しっかりと栄養が摂《と》れるため、健康を保ちやすいのは当然といえます。

ところがご飯を美味しく、何の心配もなく食べられるのは、実は「当たり前」ではありません。高齢になると、食べ物や飲み物を飲みこむ力がだんだん衰《おとろ》えてくるからです。飲みこむ力が衰えると、誤嚥《ごえん》、つまり気管に食べ物や飲み物が入りやすくなってしまいます。誤嚥をすると、やがて誤嚥性肺炎を引き起こし、たいへんな健康ダメージを受けてしまうのです。

誤嚥性肺炎は、日本人の死亡原因の上位に入るおそろしい病気です。しかし、飲みこむ力を鍛《きた》えることで、「予防できる病気」でもあります。特に中高年の方々には、できるだけ早く、この重要性に気づいていただきたいと思います。そしてトレーニングに取り組み、飲みこむ力の維持・向上に努めていただきたいのです。

耳鼻咽喉科の専門医である私は、飲みこむ力、つまり嚥下機能を衰えさせず、これを独自のトレーニングで強化する方法を考え、多くの方々に指導してまいりました。さらにこれを世間に広めていくための「嚥下トレーニング協会」を設立しました。この協会では、のどを鍛える「のどトレ教室」をはじめ、講師の養成も始めています。こうした活動を通して、飲みこむことの重要性を広めていきたいと願っています。

本書を手に取ってくださった読者の皆様には、しっかりとのどを鍛えて、いつまでも美味しくご飯を食べられるようになっていただければ幸いです。

浦長瀬　昌宏

あなたは大丈夫？「誤嚥性肺炎」危険度チェック

あなたの「飲みこみ力」をチェックしてみましょう。

□のどによく痰がたまるほうだ

「飲みこみ力」が弱まるとのどに唾液がたまり、これを痰と勘違いすることがある。

□唾液が多いと感じることがある

のどがしっかり上がらなくなると、唾液がのどにたまり、増えた気がする。

□自分の声の感じが変わってきた

のどに唾液がたまると、声帯がうまく振動せず、のどの反響も悪くなってしまう。

□食事中や食後にむせることが多い

飲みこむタイミングの遅れ、飲みこむ動きの弱まりなどで気管に入りやすくなる。

□咳払いが増えたように感じる

「飲みこみ力」が弱まると気管に食べ物や飲み物が入りやすくなり、咳が出る。

□寝ている時に咳をするようになった

「飲みこみ力」が弱まると、就寝中に唾液が気管に流れこみやすくなり、咳が出る。

□飲みこむ時に、引っかかる感じがする

「飲みこみ力」が弱まるとスムーズに飲みこめず、引っかかって違和感を覚える。

□のどが詰まった感じがする

「飲みこみ力」が弱まると、通常通り自然に飲みこめず、のどに異物感が生じる。

□固形物よりも液体のほうが飲みこみにくい

液体は固形物よりも早くのどに流れこむため、飲みこむタイミングがずれやすい。

□食べ物や飲み物が鼻に流れてくる

鼻に流れるのを止める軟口蓋《なんこうがい》の閉まるタイミングがずれて、流れこんでしまう。

チェック数が「0～1個」の方は問題なし。「2～4個」の方は「飲みこみ力」が弱く、「5～7個」の方はかなり弱く、「8～10個」の方は嚥下障害の疑いがあります(他の病気の可能性もあるので、耳鼻科でチェックを!)。

PART 1 誤嚥性肺炎は「飲みこみ力」と「吐き出し力」の衰えが原因

PART 2 「誤嚥性肺炎」を防ぐトレーニング

1 「飲みこみ力」を鍛える10秒の「のどトレ」……70

PART 3 毎日の生活でも誤嚥性肺炎を防ぐ

装幀デザイン　小口翔平＋岩永香穂（ｔｏｂｕｆｕｎｅ）
装画・本文イラスト　かたおか朋子
編集協力　森末企画
組版　朝日メディアインターナショナル株式会社

PART 1

誤嚥性肺炎は「飲みこみ力」と「吐き出し力」の衰えが原因

増え続ける高齢者の肺炎

肺炎は風邪の延長ではなく、とてもおそろしい病気

近年、肺炎にかかる高齢者が増えています。

かつて日本人の三大死亡原因は、1位が「悪性新生物（がん）」、2位が「心疾患」、3位が「脳血管疾患」でした。がんは肺がん・胃がん・大腸がんなど、心疾患は心不全や心筋梗塞など、脳血管疾患は脳梗塞や脳出血などが代表的な疾患として挙げられます。これらは皆さんも普段からよく耳にされている病名だと思います。

実は2011年に、死因の3位が「肺炎」となり、「脳血管疾患」は4位になって順位が入れ替わりました。それだけ肺炎で亡くなる人が増えているということです。

主な死因別死亡者数の割合（平成28年）

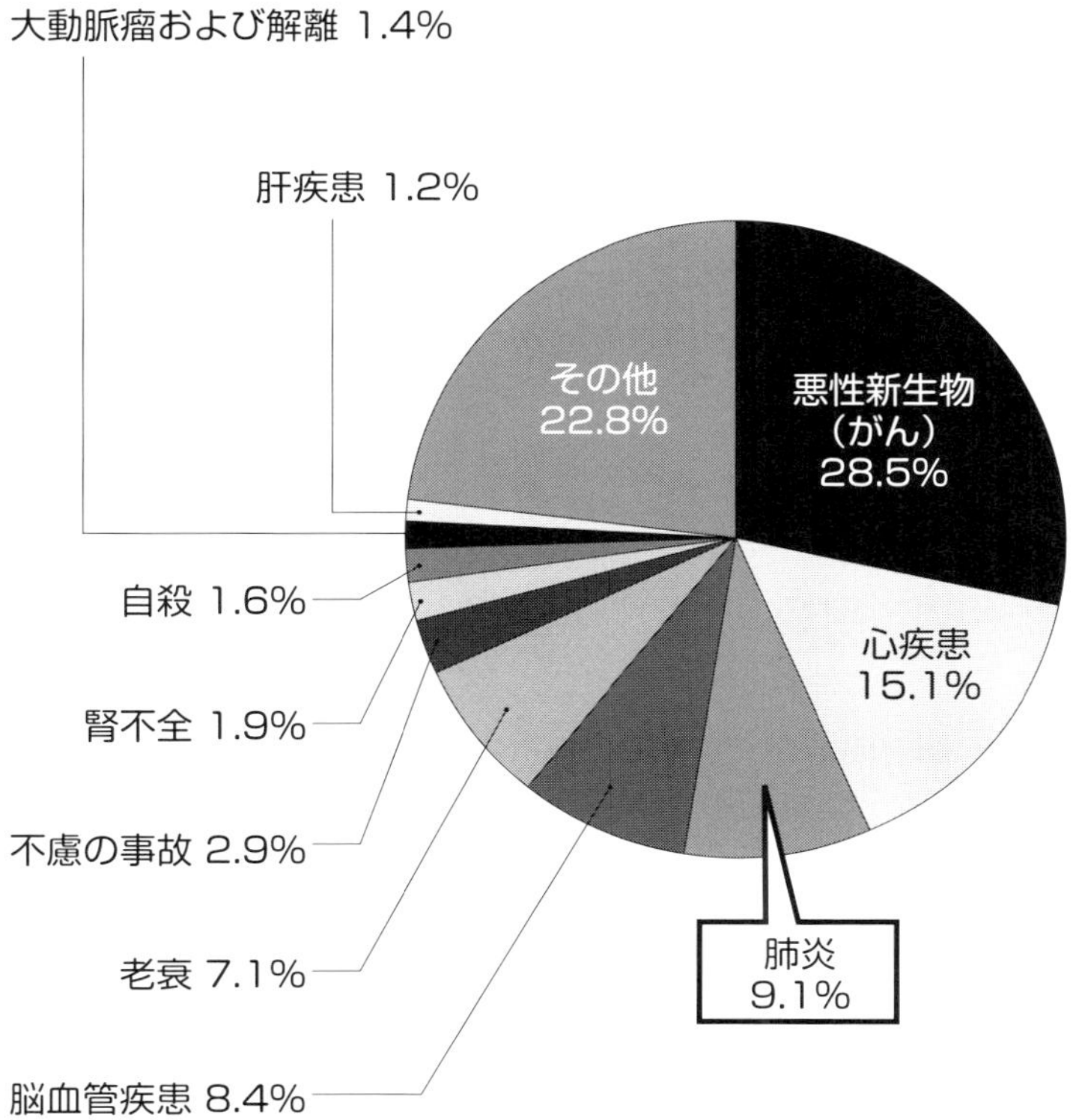

出典※厚生労働省 平成28年人口動態統計月報年計（概数）の概況より

がんの中で最も多い肺がんで年間約7万人が、心疾患の中で最も多い心不全でも年間約7万人が亡くなっています。これに対して肺炎全体では年間約12万人が亡くなっていますから、いかに多いかがおわかりいただけるでしょう。

またニュースで高齢の著名人の訃報《ふほう》が流れる時、死因が肺炎と報じられることが多いようにも思います。他にも複数の病気にかかっていたとしても、最終的には肺炎で亡くなられるケースが少なくないのです。

肺炎というと、「風邪の延長」のようなイメージもあり、それほどこわいとも思われていない節があります。しかしわが国でこれだけの状況があると思えば、たいへんおそろしい病気であるといえます。

肺炎の特徴として、一般的に次のように説明されることがあります。「細菌やウイルスが肺に感染して起こる病気。高熱、咳、痰が出る。抵抗力が弱い高齢者は重症化しやすく、肺炎がひどくなると、酸素を取り入れる力が弱まって死に至る」と。

肺炎の説明として、決して間違っているわけではありません。まさに肺炎とはこのような病気です。

しかし、**一般的なイメージの肺炎で亡くなるケースは、実は多くありません**。つま

	平成26年		平成27年		平成28年	
	死因	死亡数（人）	死因	死亡数（人）	死因	死亡数（人）
1位	悪性新生物（がん）	368,103	悪性新生物（がん）	370,346	悪性新生物（がん）	372,801
2位	心疾患	196,925	心疾患	196,113	心疾患	197,807
3位	肺炎	119,650	肺炎	120,953	肺炎	119,206
4位	脳血管疾患	114,207	脳血管疾患	111,973	脳血管疾患	109,233

【平成28年「人口動態統計月報年計（概数）の概況」をもとに作成】

り肺炎が死因の3位に上がったといっても、日頃から健康的な生活を送っていた高齢者であれば、肺炎で亡くなることは少ないのです。

しかし、特別な原因で細菌に感染しやすくなってしまうことがあります。その原因が誤嚥。誤嚥をくり返すと起こるのが「誤嚥性肺炎」で高齢者の死因の上位を占めているのです。この「誤嚥性肺炎」をどうすれば「予防」できるのかが、この本のメインテーマです。

もうしばらく、誤嚥性肺炎について説明していきますので、どうか最後までおつきあいください。

高齢者の肺炎のほとんどは「誤嚥性肺炎」だった！

超高齢社会になったことで、亡くなる原因に変化が起きている

肺炎が死因の高い割合を占めているのは、実は日本ならではの傾向です。日本以外の国々で、肺炎が死因の第3位に入っているところはあまりありません。

肺炎で亡くなっているひとの年齢を見ると、65歳以上の高齢者が95パーセントを占めています。たとえ肺炎にかかっても、中年以下の年齢の方が亡くなるケースは非常に少ない、ということです。また肺炎で亡くなったひとのうち、「誤嚥性肺炎」だった方は、なんと7～8割を占めています。つまり、肺炎で亡くなったのはほとんどが高齢者で、その大半が誤嚥性肺炎だったのです。

高齢者の肺炎は7割以上が誤嚥性肺炎だった！

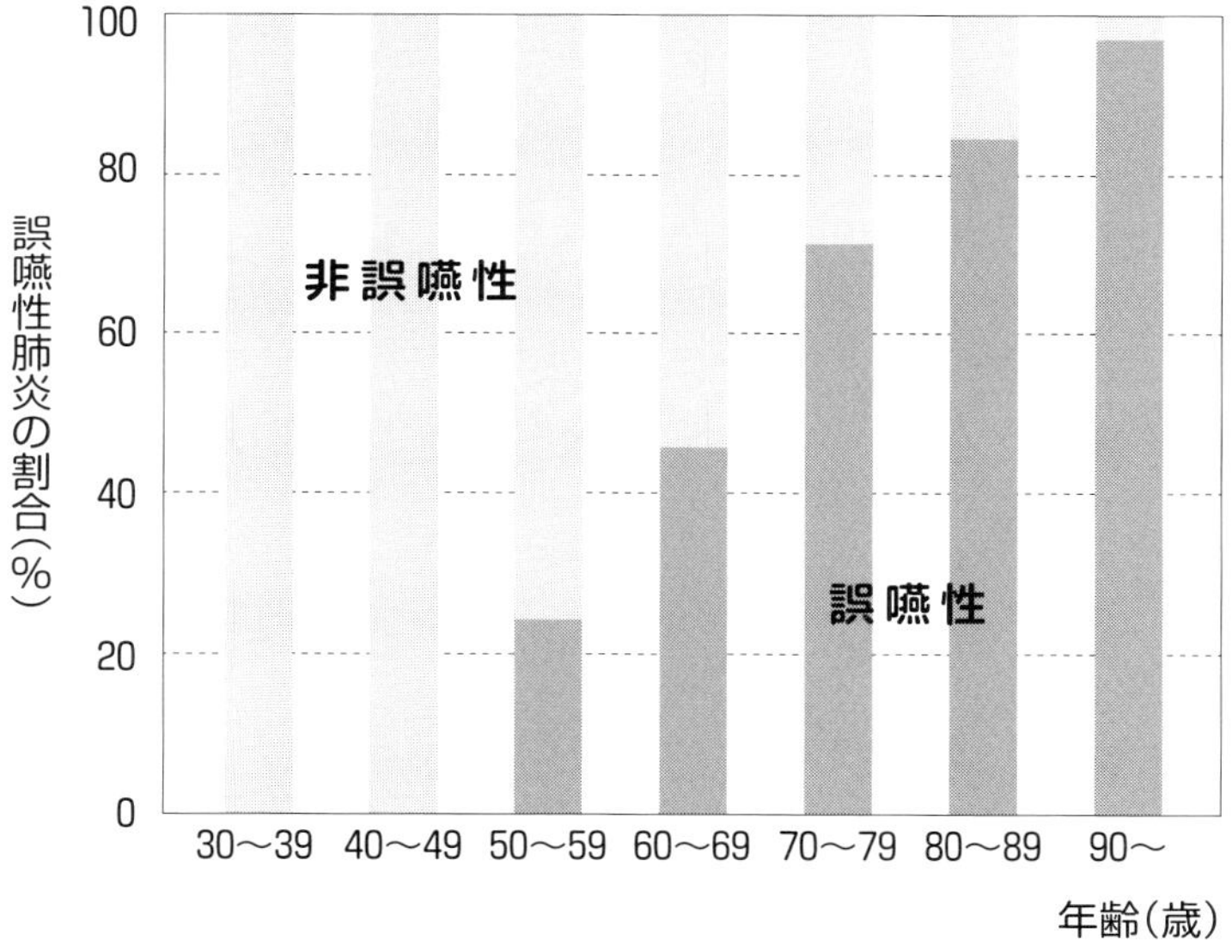

※肺炎入院患者における誤嚥性および非誤嚥性肺炎の年齢別割合
Teramoto S,Fukuchi Y,Sasaki H,et al.JAGS 56,577-579,2008

それではなぜ、高齢者は誤嚥性肺炎になりやすいのでしょうか。答えは単純です。高齢者が誤嚥しやすくなる原因は、「飲みこみ力」が弱ってきたからに他なりません。高齢になってくると、誰でも筋肉がだんだん弱り、筋肉の量も減っていきます。また感覚も鈍くなっていきます。飲み物や食べ物を「飲みこむための筋肉や感覚」が年をとるにつれて衰えてしまうのです。

「飲みこみ力」が弱まると、詳細はあとでご説明しますが、飲み物や食べ物が、のどの中から食道、そして胃に入っていくだけでなく、気管から肺に入りやすくなってしまいます。これが誤嚥性肺炎の原因となっているのです。

おまけに日本は高齢化が進み、今や「超高齢社会」となっています。さらに日本の平均寿命は世界一の座を長く維持しています。

ちなみに総人口のうち、65歳以上の高齢者の割合が7パーセントを超えると「高齢化社会」、14パーセントを超えると「高齢社会」、21パーセントを超えると「超高齢社会」といいます。2017年現在、日本の高齢者の割合は27パーセントを超えていて、超高齢社会がより一層進行している状況です。

必然的に、誤嚥性肺炎にかかる高齢者の数が増え、死因の3位に上昇したのです。

年齢を重ねると「飲みこみ力」が弱くなる

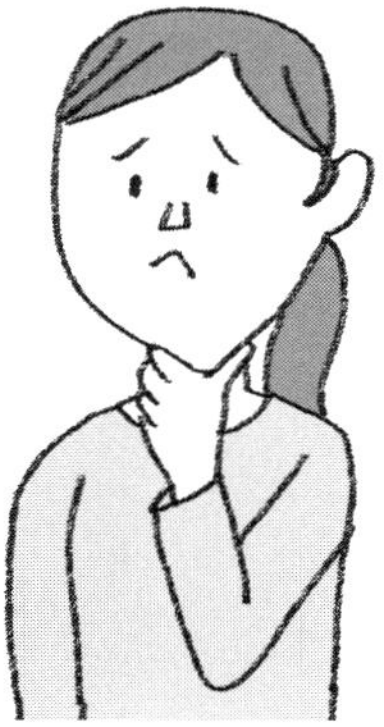

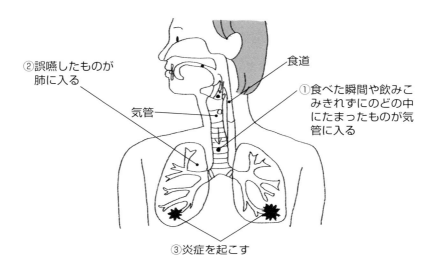

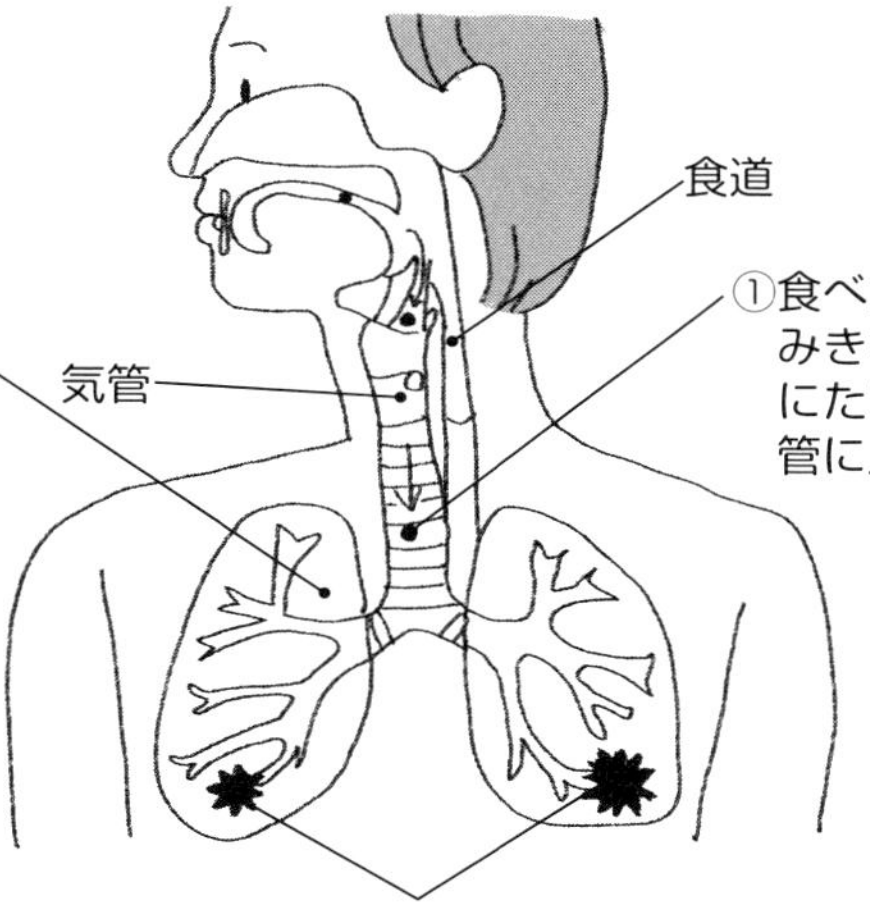

誤嚥性肺炎になりやすくなる！

高齢者の肺炎はゆっくりと忍び寄る

初期の段階では気づかず、症状が出た時にはすでに手遅れに

病原性が高いウイルスや細菌が原因となって発症する肺炎は、激しい症状が急激に出る傾向があります。突然体調が悪くなり、高い熱が出て、咳きこむようになり、痰もよく出るようになります。

このようなわかりやすい症状が出るため、肺炎患者は、自分が肺炎、あるいは何らかの病気であると、すぐに気づくことができるのです。

病気だと気づけば、仕事や学校、家事を休んでゆっくり寝るとか、薬を飲むとか、病院に行くといった対応をするでしょう。そうして治療を開始することで、確実に病

気を治していくことができます。

ちなみに、熱が出たり、咳が出たり、痰が出たりするのは、すべて「自己治癒力」の働きによるものです。熱は、ウイルスや細菌が何か悪さをして上げているのではありません。私たちの身体自体が、自ら体温を上げて、自分がもっている免疫細胞が活動しやすい状態をつくっているのです。

咳もそうです。咳を出しているのはウイルスや細菌ではありません。何らかの異物を身体の外に出そうとする、自分の身体を守る働きの一つが咳です。

痰も、それ自体が病気なのではありません。ウイルスや細菌と闘《たたか》った白血球の残骸《ざんがい》を、粘膜から出る粘液が「からめとってできたもの」が痰です。だからネバネバとしているのです。咳は、身体の中でつくられた痰を外に出す役割も果たしています。

つまり「熱」も「咳」も「痰」も、それ自体が病気ではないのです。自分の身体が、自分の身体を守ろうとして、あるいは治そうとして現れる症状と位置づけられます。別のいい方をすれば、「病気に対する防御反応」として、熱が出たり、咳が出たり、痰が出たりするのだとご理解ください。

さて、問題の誤嚥性肺炎はどうかというと、通常の肺炎とは異なり、初期の段階では症状が現れにくいことがあります。つまり、早期発見しにくいことがある、ということです。

なぜ症状があまり出ないのかというと、わずかしか異物が肺に入らず、肺のわずかな部分にしか肺炎が起こらないことがあるからです。そして、高齢になると前ページで述べた免疫機能が弱くなり、症状が現れにくくなってしまいます。ですからその段階では肺炎をイメージするようなはっきりとした症状が現れないことが多いのです。

高齢者の「飲みこみ力」は、のどの筋肉や感覚の衰えとともに、少しずつ弱まっていきます。その弱まりにしたがって、誤嚥する確率が高くなり、誤嚥する量も増えていきます。そうなると、肺炎が起こる確率が高くなってしまいます。

やがて症状がはっきりと現れた頃には、「飲みこみ力」の低下に加え、体力や免疫力が弱くなってしまい、すっかり手遅れになってしまっていることが多いのです。これが誤嚥性肺炎のおそろしいところといえます。ゆっくりと、静かに病魔が忍び寄り、いつの間にか重篤《じゅうとく》な状態になってしまうからです。

だからこそ「予防」が大切になります。予防さえきちんとしておけば、誤嚥性肺炎にかかる確率を大幅に下げることができるからです。

老化で「飲みこみ力」が衰えると誤嚥しやすくなる！

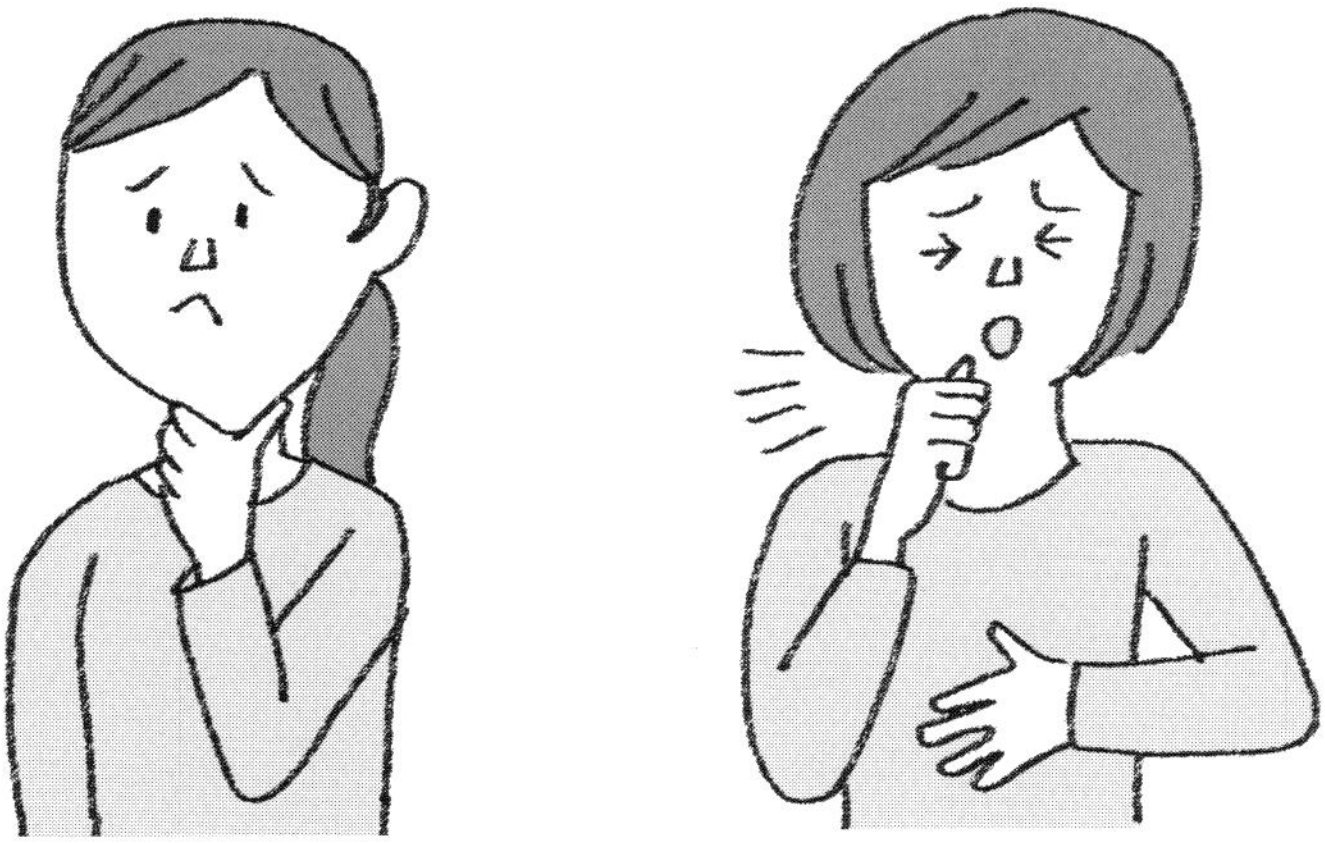

誤嚥性肺炎は、「飲みこみ力」が弱くなって起こる病気。
誤嚥性肺炎にかかると、体力や免疫力が大きく低下するため、死に至る可能性が高い

誤嚥性肺炎になると、約4割の人が口から栄養を摂取できなくなる

口から食べる以外の方法はどれも問題があり、嚥下機能の回復が望ましい

「飲みこみ力」が低下してそのまま放置すると、やがて重度の「嚥下障害」になり、誤嚥性肺炎にかかりやすい状態になります。

もしも誤嚥性肺炎になって入院治療したとしたら、たとえ病院を退院できたとしても、約4割の人が、その後、口から食事を摂ることが困難になってしまいます。

病状がさらに進み、いよいよ物を飲みこめなくなったら、「口から食べる以外の方法」で栄養を摂らなければなりません。

口の中に食べ物を入れたり、食べ物を飲みこみやすく整えたりすることは、他のひ

とに助けてもらえますが、飲みこむことは誰も手伝えません。飲みこむことは、自らの力でしか行えない以上、自分で飲みこみ方を練習することが大切なのです。

もし、飲みこめなくなったら、次の方法で栄養摂取するしかありません。

●経鼻チューブによる栄養補給

鼻から胃袋まで到達するチューブを挿入し、栄養補給を行う方法。鼻にチューブが入っていることの不快感や、入れたままにしたチューブが不潔になる問題がありま す。また、医師や看護師でなければ、チューブを挿入することはできません。

●胃ろうによる栄養補給

お腹に穴を開け、胃に直接栄養を送りこむ方法。食べる能力が衰えやすく、嚥下機能が回復しなかった場合、「生命維持装置」になってしまう危険性があります。

誤嚥性肺炎にかかったあと2年以内の死亡率は50パーセント

「飲みこみ力」の低下にはさまざまなリスクがともなう

厳しいデータがあります。誤嚥性肺炎にかかってしまったひとについて、治療後、1年以内の死亡率が17パーセントで、2年以内になると、死亡率はなんと50パーセントに跳《は》ね上がるという報告があるのです。これは進行性がん並みの高い死亡率といっても過言ではありません。

ということは、「飲みこみ力」をできるだけ高めて、最低でも現状を維持し、そもそも誤嚥性肺炎にならない身体をつくっていくことが得策でしょう。いったん誤嚥性肺炎になってしまうと、なかなか元通りの身体には戻りにくいということです。

誤嚥性肺炎にかからないまでも、「飲みこみ力」が低下すると、いろいろな弊害が出てきます。例えば、飲み物や食べ物をうまく飲みこめないうえに、食事中にむせやすくなったり、のどに引っかかりやすくなったりします。これが非常にわずらわしいため、多くのひとが食事を摂るのがおっくうになってしまうのです。そうしてだんだん食事の量が減り、栄養不足の状態に陥ってしまいます。そうなると身体全体の健康が保てなくなり「サルコペニア」①や「認知症」②になるリスクが高まります。

そして、これらの病気になればより一層「飲みこみ力」が弱くなります。

①サルコペニア

筋肉をつくるメカニズムのバランスが崩れ、筋肉量が減り、身体の機能がだんだん低下していく状態のこと。栄養不足などが原因で、身体の機能を維持できないために発症します。これが進行すると、歩行も困難になっていきます。

②認知症

食事を十分に摂らず、栄養不足になると、脳に必要な栄養が欠乏してしまいます。その結果、脳の機能が衰え、考える力も衰えてしまいます。

どうして「飲みこめなくなる」のか

喉頭がしっかりと動かなくなり、飲みこむ動作がスムーズにできなくなる

「飲みこみ力」は、年齢を重ねるうちにだんだん衰えていきます。どのように衰えるかを説明する前に、そもそも「飲みこむ」とはどういう動作なのかを簡単に確認しておきましょう。

①食べ物を飲みこむ場合、まず口の中で噛み砕いて、飲みこみやすい形にします。
②食べ物を舌でのどに送りこみます。
③のどの中に食べ物が入ると、喉頭（のど仏付近）が舌の根元までグッと上がり、食

喉頭が上に動くことで、
食べ物をのどの中から食道へ送る

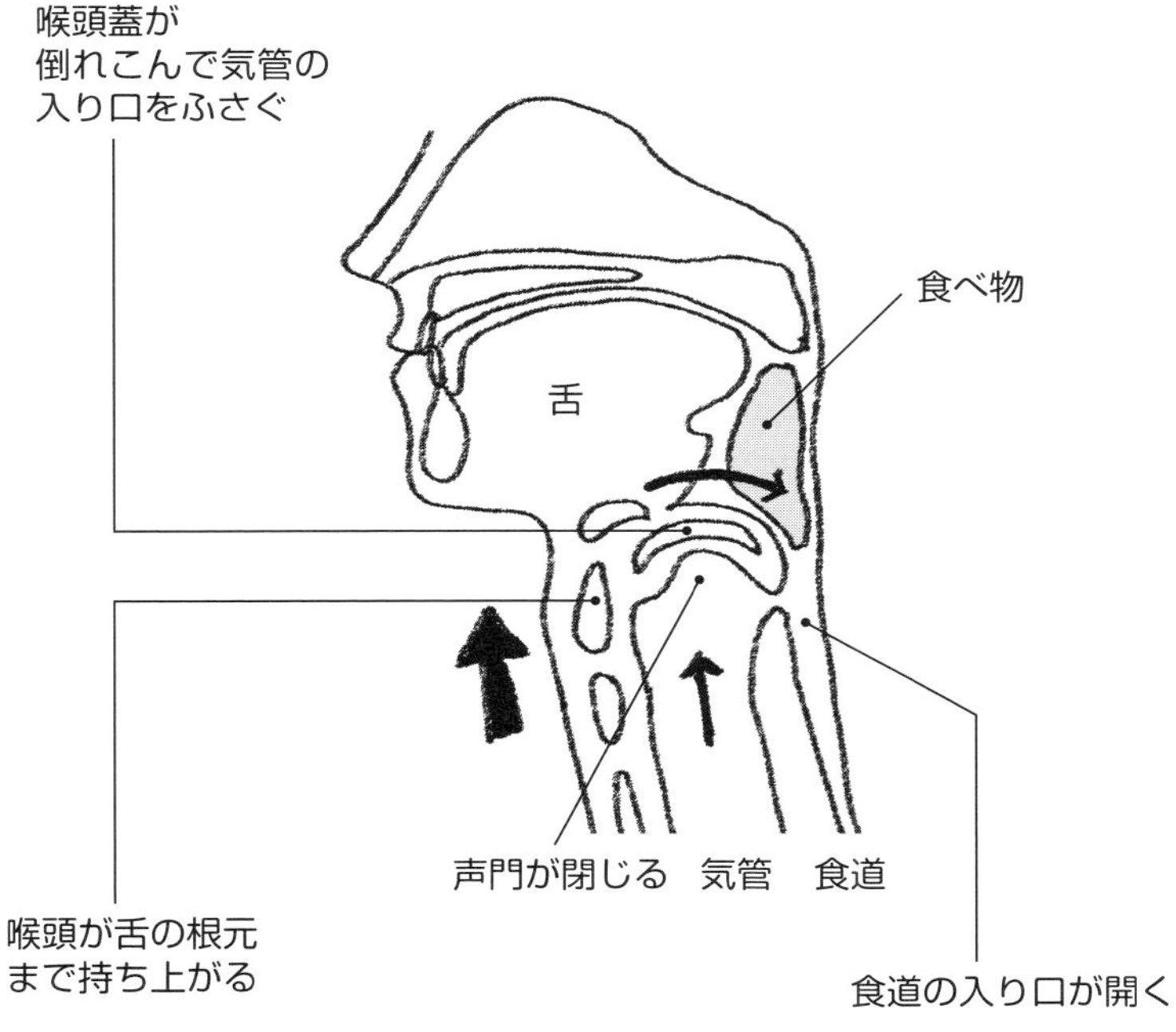

べ物を食道に送りこみます。それと同時に、喉頭が上に動くことで、喉頭蓋《こうとうがい》という「ふた」が倒れこみ、気管の入り口をふさぎます。

これが「飲みこむ」という一連の動きです。これらが間違いなく行われれば誤嚥は起こりません。一見難しそうですが、ポイントはのど仏がある喉頭が上に動くことで「ごっくん」していること。これだけは覚えておいてください。

それでは、「飲みこみ力」が衰える４つの要素を説明していきましょう。

①飲みこむ動きが遅くなる

加齢とともに、のど（喉頭・のど仏付近）を上下に動かす筋肉が弱くなり、のどを上げにくくなってしまいます。のどを上げることで食べ物を食道に送りこんでいるわけですから、のどが上がりにくいということは、そのポンプ機能が弱くなっているということです。その結果、のどに唾液や食べ物が残ったりタイミングがずれたりして、飲みこみにくく（気管に入りやすく）なります。

②のどの感覚が鈍くなる

加齢とともに、のどの感覚が鈍くなります。感覚が鈍ると、そこに食べ物や飲み物

「飲みこみ力」が弱くなる４つの理由

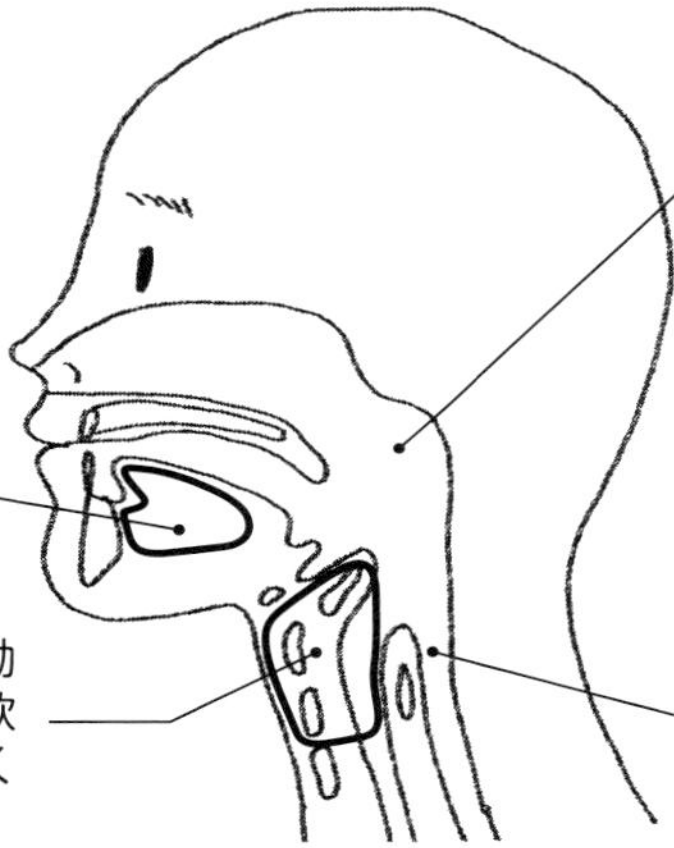
③舌の動きが弱くなる
②のどの感覚が鈍くなり、嚥下反射が起こりにくくなる
①のど（喉頭）が動きにくくなり、飲みこむ動作が遅くなる

があることを感じにくくなります。食べ物の存在を感じにくいということは、嚥下反射が起こりにくくなり、上手に飲みこめなくなってしまいます。

③舌の筋肉が弱くなる

食べ物をのどに運ぶ役割をになう舌の力が弱くなると、食べ物のコントロールが難しくなります。その結果、食べ物をのどに送りこむタイミングが合いにくくなるのです。

④食道の入り口が開きにくくなる

食道の筋肉は、加齢とともにだんだん硬くなっていきます。その結果、飲みこむ瞬間に十分に開かず、のどに食べ物が残って、それが気管に流れこむことがあります。

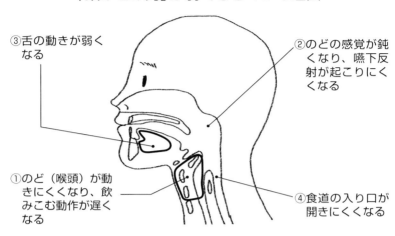

「吐き出すことができない」のも誤嚥の原因

高齢になると「吐き出し力」が弱くなり、異物を出すための咳が出にくくなる

たとえ、誤嚥をして気管に異物が入っても、それを吐き出せれば、誤嚥性肺炎にはなりません。しかし、**肺からしっかりした強さと量の呼気が出せなくなれば、気管に入った異物を外へ出せなくなってしまいます。**老化によって胸郭《きょうかく》の柔軟性がなくなったり、横隔膜《おうかくまく》の動きも弱くなったりすると、肺から空気を出す力が弱まってしまうのです。

しっかり吐き出せるようにするために、ちゃんと肺から空気を力強く出せるようにすることが大切です。そのためには、胸郭や横隔膜を鍛えて、それらを力強く使える

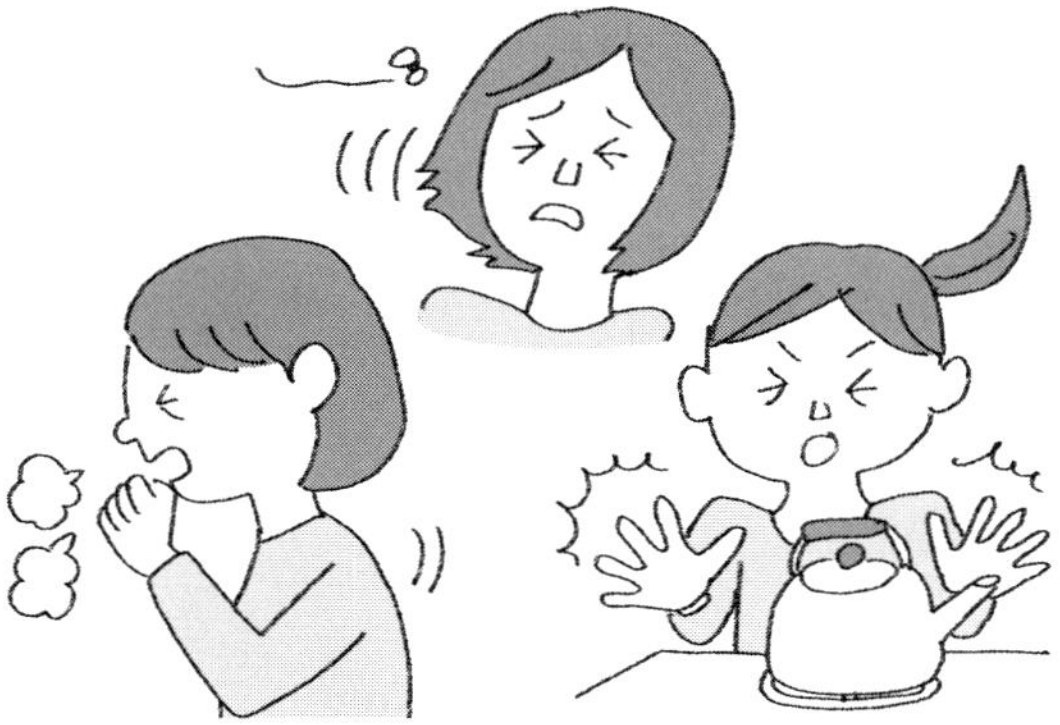

ようにしなくてはなりません。

　また、肺から吐き出せる空気の量＝肺活量を多くすることも大切です。吐き出せる空気の量が少なくなると、気管に入った異物をしっかりと出せなくなってしまいます。ですから、吐き出せる空気の量を多くするために、胸郭や横隔膜の柔軟性も高めなくてはならないのです。

　咳やむせは、普段反射的に行っていますから、のどや気管の感覚を維持することも大切です。

「反射」とは、何らかの刺激に対して、無意識のうちに、瞬時に身体が対応することです。

　例えば顔に向かってボールや虫などが飛んできたら、私たちは瞬間的に目をつぶりますが、これは典型的な「反射」の一つです。あるいは熱いものに触ると、その瞬間に手を引っこめます。これも火傷《やけど》をしないように、私たちの身体が反射で動いているのです。また、転びそうになった時、何も考えなくても倒れる方向に手が出て、身体や頭を守ろうとします。

これらの動きは、大脳が指令を出しているのではなく、大脳より前の経路で瞬間的に身体を動かしています。だからスピードが速いのです。危険から身を守るためには、一瞬で対処しなければなりません。いちいち脳で考えている時間はないといえます。生物として生き延びていくために、そうした機能が進化の過程で備わったのでしょう。

さて、のどや口の中で起こる「反射」には「嚥下反射」と「咽頭反射」と「咳嗽反《がいそうはん》射《しゃ》」の3種類があります。

「嚥下反射」は、前節でも触れましたが、食べ物や飲み物がのどに入った時、無意識のうちに「飲みこむ動き」をすることです。

「咽頭反射」は、例えば口の奥にうっかりスプーンやお箸を入れてしまった時などに、「ウェッ」とえずくことです。これは異物や飲みこめない大きなもの、長いものなどを口の奥に入れないように、外に出すための反射です。

さて、誤嚥と深い関係があるのが「咳嗽反射」です。のどや気管の粘膜に何らかの

反射的に吐き出す←気管に異物が入っても

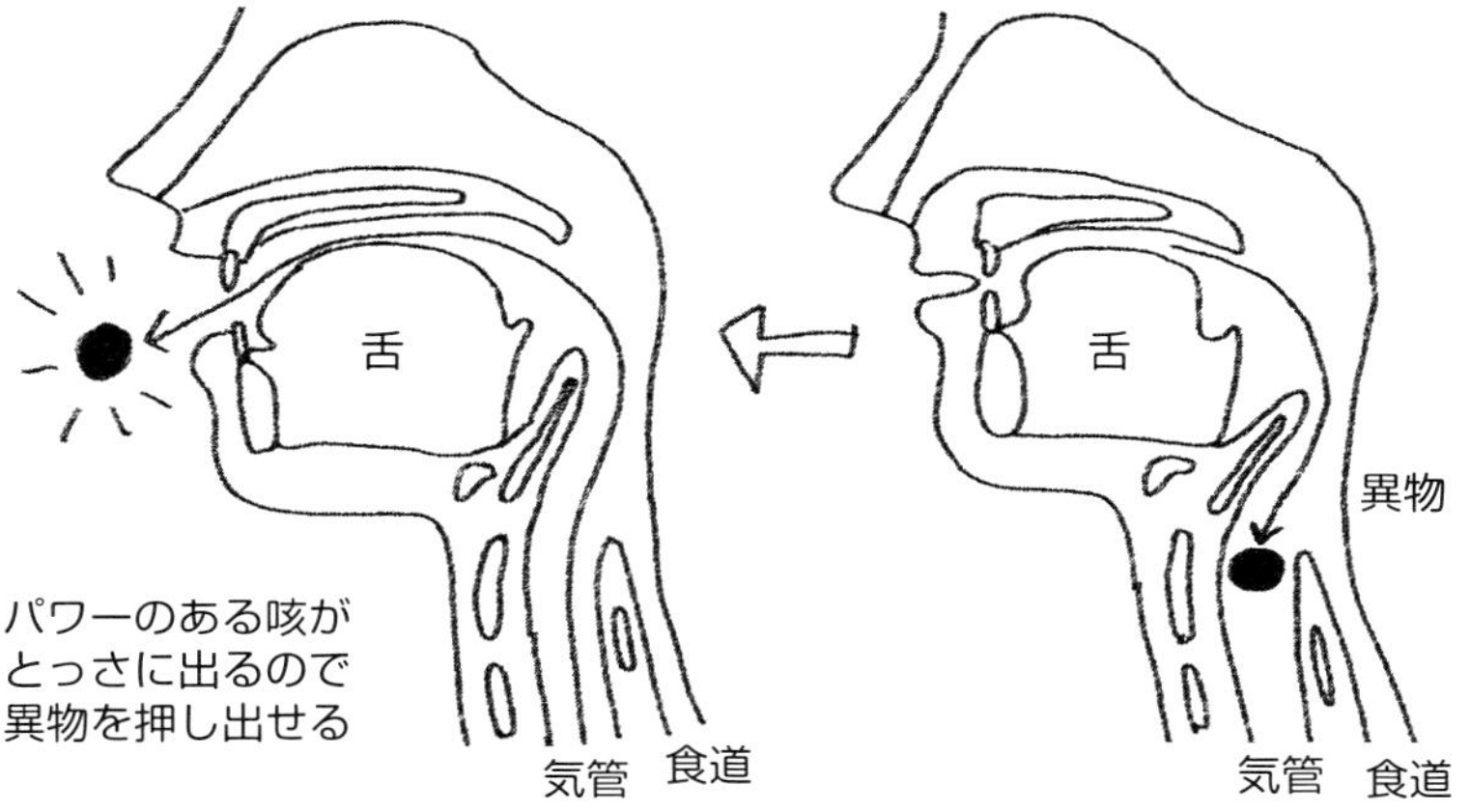

※このトレーニングをPART2で紹介します！

刺激があった時、瞬間的にゴホンゴホンと咳が出る反射のことです。食べ物や飲み物など、肺に入ってはいけないものが気管に入った瞬間、咳嗽反射によって咳きこみ、気管の外に強制的に出そうとします。咳嗽反射が起こらないと、気管に入った異物を吐き出すことができなくなります。つまり肺に異物が入り、誤嚥性肺炎の原因をつくってしまうということです。「飲みこみ力」低下の最終段階で、反射機能は弱くなってきます。ですから、介護が必要ないくらいの体力を維持できれば、反射機能が衰えきることはないので、しっかりと身体全体の健康を維持するようにしましょう。

自覚しにくい「飲みこみ力」と「吐き出し力」の衰え

無意識にしているから気づかない

ここまで説明してきたように、「飲みこみ力」が弱まっていくことが誤嚥の主な原因です。また「吐き出し力」が弱くなり、誤嚥した異物を外へ出せないと肺炎にかかってしまいます。この2つの力が弱まっていくほどに、やがては誤嚥性肺炎につながる危険性が高まっていくということです。

実は一つ大きな問題があります。それは、ほとんどの中高年が、「飲みこみ力」と「吐き出し力」が弱まっていることに気づいていない、ということです。弱っている自覚がそもそもないので、自分ののどが弱ってきたから鍛えようとか、何か対策を打とうとか思っているひとも、まずいません。実際、食べ物や飲み物が飲みこめなくなって医者にかかるひとは、ほとんどが重度の嚥下障害になっています。診察に来られた時点で、もうコミュニケーションが取れないほど身体が弱ってしまっているのです。

この段階まで来ると、寝たきりになってから歩けるようになるのが難しいように、「飲みこみ力」や「吐き出し力」を回復させて、健康な状態まで回復させることは非常に困難です。だからこそ本当は、もっと早めに、少し弱り始めたくらいの段階で対策を打つべきなのです。

ではなぜ、「飲みこみ力」と「吐き出し力」が弱りかけているひとのほぼ全員が、自分がそうなっていることに気づけないのでしょうか。それは、「飲みこむ」という動作も、「むせて吐き出す」という動作も、どちらも無意識の反射による動作であるため、それが弱るとかどうとか、生まれてから一度も考えたことがないからです。考えたことがないから、いくら弱り始めていても、それ自体を最初からイメージできないのです。

2つの力が弱まるとどうなる!? ①

たまに咳やむせが起こるようになった

誤嚥する確率が高まったサイン

できることなら、嚥下障害になられたり、誤嚥性肺炎になられたりするよりもずっと手前の、「飲みこみ力」と「吐き出し力」が少し弱り始めたひとに、それを自覚して、有効な対策を打っていただきたいというのが医者としての本音です。

ここでは、「飲みこみ力」や「吐き出し力」の衰えが始まったひとに現れるいくつかの傾向や状態を紹介していきます。本書を読んでおられる皆さんの周囲に、こういう状態の方がいたら、「あなたは『飲みこみ力』が弱り始めているかもしれませんよ」ということを伝えていただきたいと思います。そうしてできるだけ多くのひとに、誤嚥性肺炎「予備軍」の段階から脱却していただきたいと願っています。

「飲みこみ力」が弱くなってくると、まず、食事中にたまにむせるようになってきます。年をとってくると、のど（喉頭）が力強く上がらなくなって、ちょっとしたタイミングのずれで、食べ物が気管の中に入ってしまうためです。

つまり、「飲みこみ力」が弱り始めると、飲みこむ動作に余裕がなくなり、誤嚥する確率が高くなります。そうなると、何かを食べたり飲んだりする時に、うまく飲みこめなくて、咳やむせが起きるようになってきます。

2mジャンプできるひとは、20㎝ジャンプするのは簡単にできますが、30㎝しかジャンプできないひとは、条件が悪ければ20㎝のジャンプもできないことがあるのと同じです。

つまり、「飲みこみ力」が弱くなる初期症状は、喉頭をしっかりと引っ張り上げる力が弱くなり、誤嚥しやすくなることなのです。

2つの力が弱まるとどうなる!? ②

のどの症状が現れる

「のどが詰まった」感じがしたり、「痰が引っかかっている」感じがしたりする

「飲みこみ力・吐き出し力」が弱まり始めると、のどに唾液がたまるようになります。人間は1日に500～1000回飲みこむ動作をしていますが、喉頭がしっかり上がらなくなってしまうと唾液を食道に送りこむことが不十分になり、のどの中に飲みこみきれず残ってしまうのです。

のどに唾液がたまった状態で何かを飲みこむと、その瞬間、「のどが詰まった」ように感じます。あるいは、その唾液は「痰ではない」にもかかわらず、まるで痰があるかのように感じることもあります。

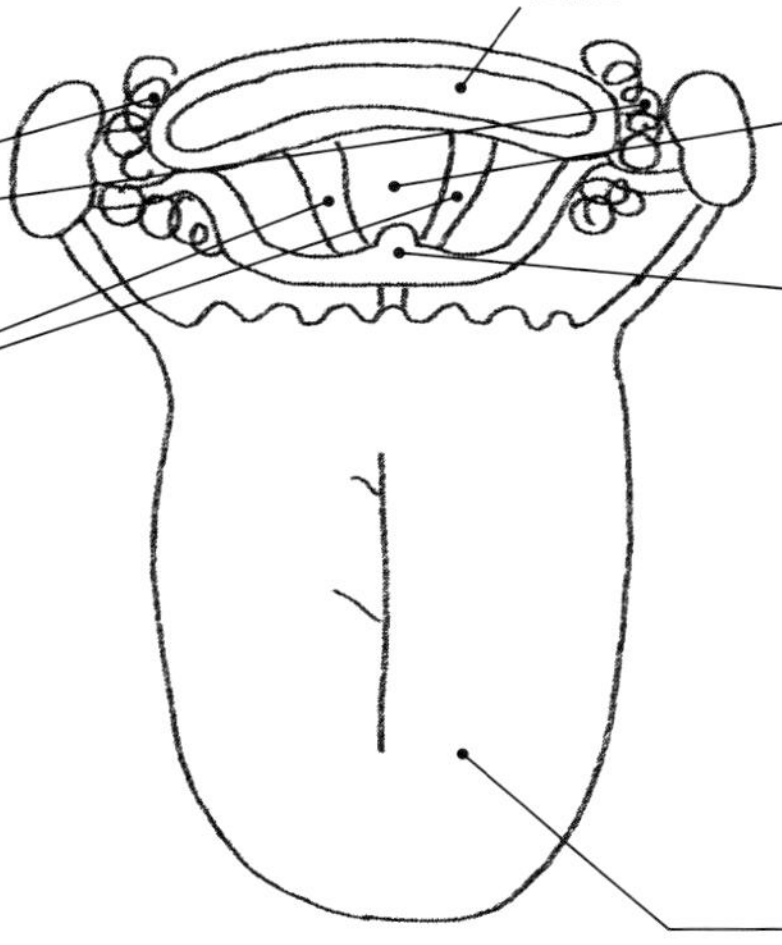

唾液がたまるべきではない場所にたまることによって、このような違和感を覚えるのだと考えられます。

また、唾液がのどにたまった状態でしゃべると、声がこもったように聞こえることもあります。

のどの中に唾液がたまり、このような感覚があったら、「飲みこみ力」が弱まっているおそれがあるので、何らかの対策・トレーニングを始めることをおすすめします（4・5ページにどのような症状が現れるか、チェック表で説明しています）。

2つの力が弱まるとどうなる!? ③

日常生活で咳やむせが増える

何でもない時に咳払いをしたり、風邪でもないのにむせたりする

「飲みこみ力」が低下すると、だんだん咳や咳払いが増えていきます。

咳は、前にも述べたように、「咳嗽反応」といって、食べ物や飲み物、唾液などが気管に入った時、勢いよく息を出して異物を外に出そうとする働きです。

「飲みこみ力」が衰え始めると、のどを引っ張り上げる筋力が弱くなり、嚥下反射が起こってもしっかり飲みこみきれなくなり、のどの中に常に唾液や食べ物の残りカスがたまってしまいます。そうなると、これらの異物が日常的に気管に入りやすくなっていきます。そのせいで、咳や咳払いの回数が普段から多くなってしまうの

です。

ほんの少し唾液が気管に入って、それを咳払いで出すなどするくらいだと、本人にとって「『飲みこみ力』が弱ってきた」という自覚はないでしょう。

しかし、咳払いが増えたことも、「飲みこみ力」が低下しつつあるサインであることがあるのです。咳には、いろいろな原因があるので注意が必要です。


のどの中に唾液や食べ物の残りカスがたまってしまい、それが多くなると気管の中に流れこむ

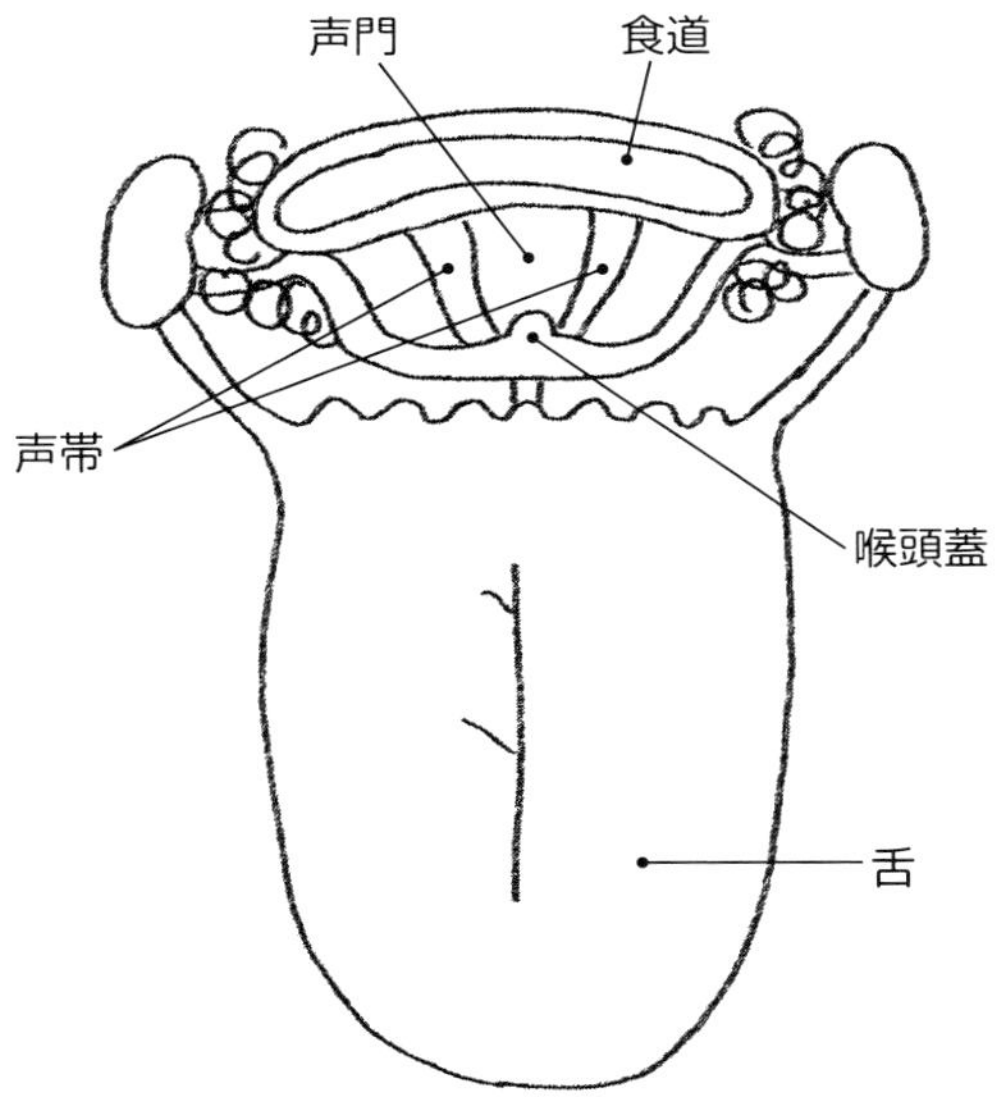

睡眠中の咳きこみは本人も気づかないことが多い

夜、寝ている間にも唾液は分泌されます。その唾液は口の中でたまり続けるのではなく、無意識の反射で飲みこんでいます。

ところが「飲みこみ力」が衰えて、のどがしっかりと上がらなくなると嚥下反射が起こっても、のどの中にたまった唾液が飲みこみきれず、のどの中にたまってしまい、それが寝ているうちに気管の中に流れこんでしまうのです。

また、寝ている時は、嚥下反射も少し起こりにくくなりますから、のどの中から気管に唾液が流れこむ可能性は、高くなるのです。寝ていても「咳嗽反射」は起こりますから、寝ながら咳きこんでしまうことになります。

夜間に咳をする病気は他にもありますが、「飲みこみ力」が弱くなると睡眠中に咳きこむようになるのです。

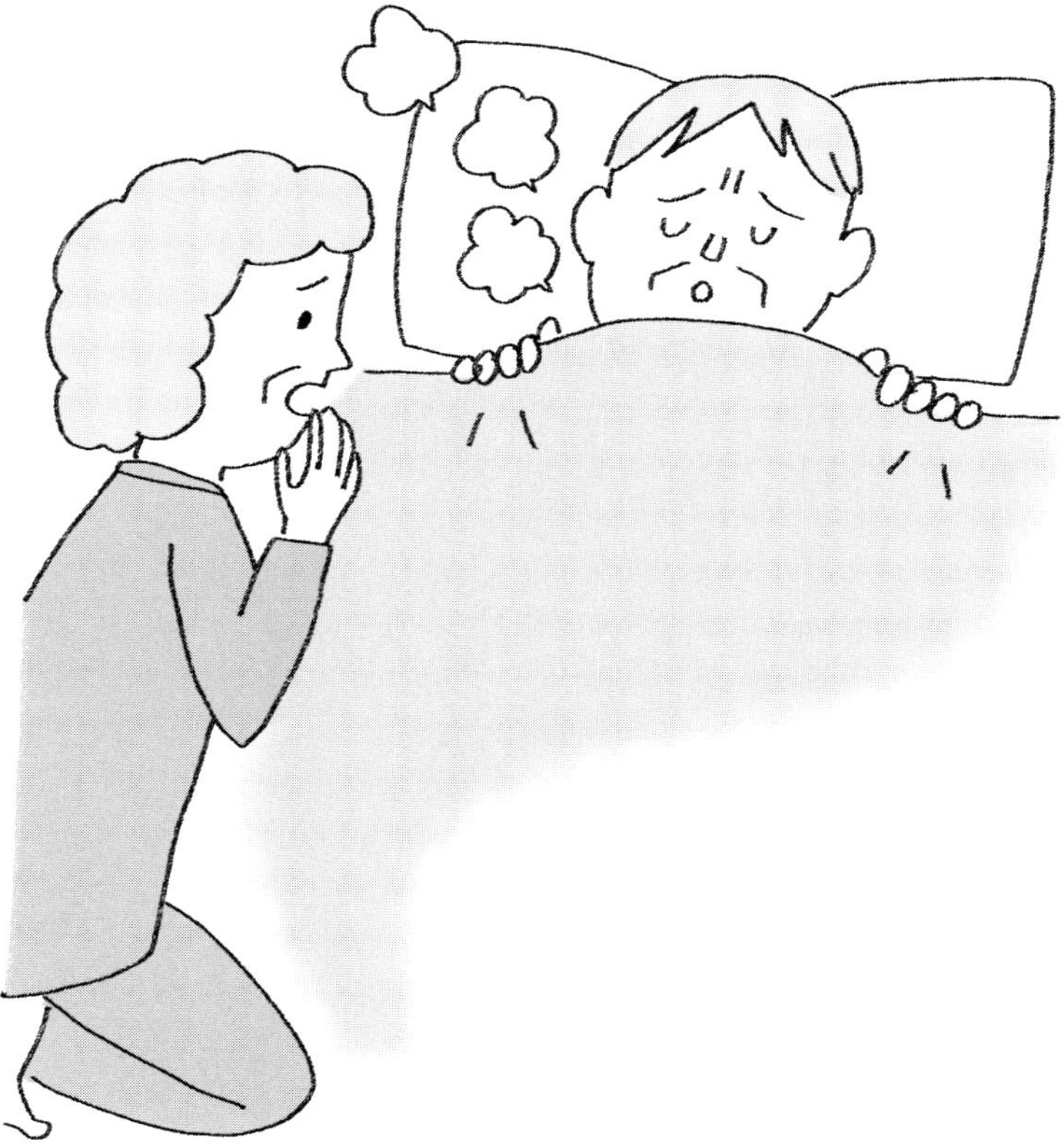

2つの力が弱まるとどうなる!?④

食事でむせることが多くなった

速いスピードでのどに飛びこんでくる液体が飲みこみにくくなる

「飲みこみ力」がさらに衰えると、誤嚥する頻度が増えてきます。また、固形物はまだ普通に食べられたとしても、液体を飲みこむのがだんだん難しくなってきます。なぜなら、固形物はのどをゆっくりと降りてきますが、液体はかなり速いスピードでのどに飛びこんでくるので、のどの筋力に加えて感覚が鈍くなると、このスピードの速さに喉頭の動きが追いつかなくなってしまうのです。

食事をする時は、ご飯やおかずなどの固形物と、味噌汁やお茶などの液体を交互にいただいてみましょう。固形物は難なく食べられるのに、途中でお茶をすすった瞬間にむせることがあります。これも、「飲みこみ力」が衰えてきたことを示すサインの一つです。

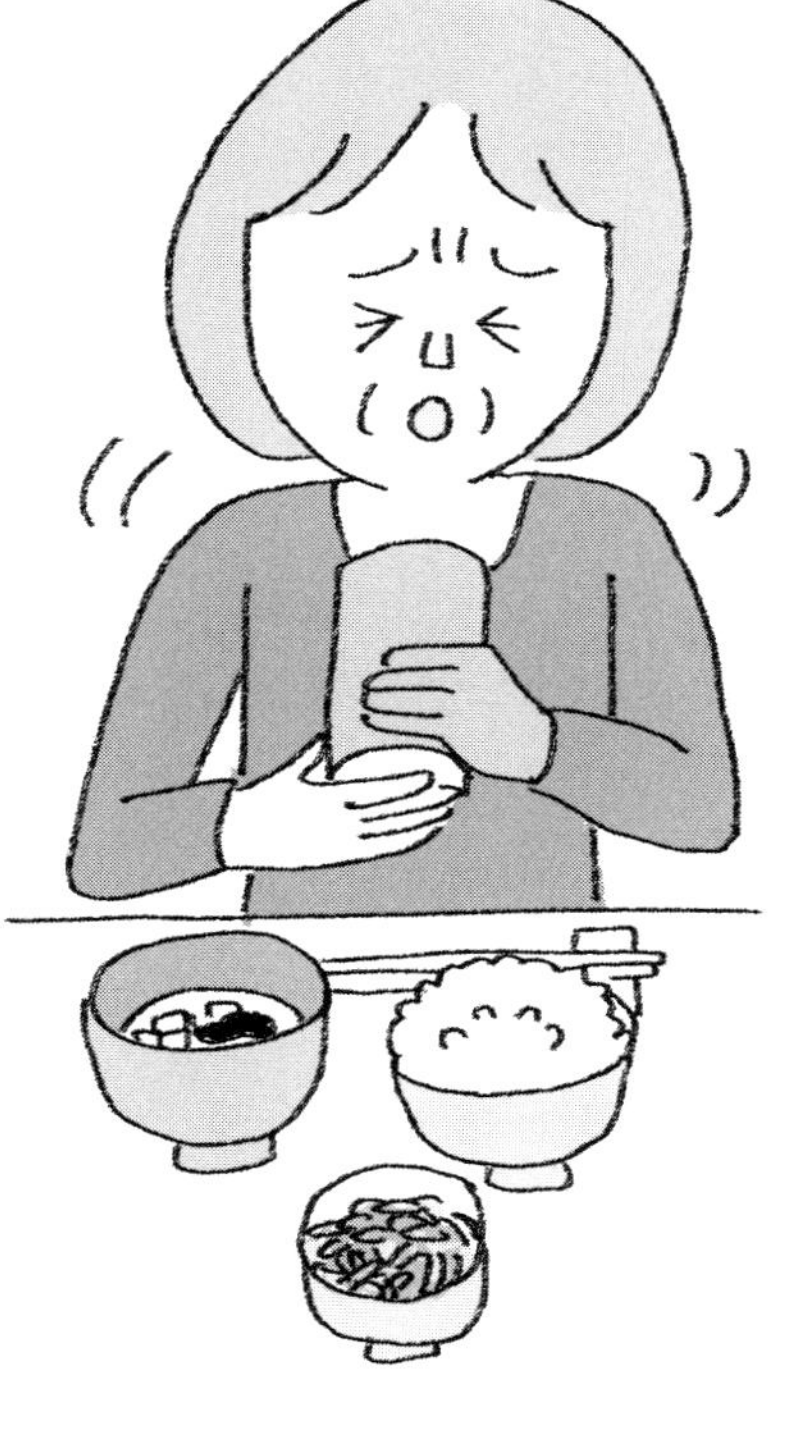

お茶などの液体でむせ始めたら要注意！

のどに引っかかった食べ物のカケラが、食後に気管に入ることも

飲み物だけが飲みにくいのは、「飲みこみ力」の衰えとしてはまだましな段階といえるでしょう。「飲みこみ力」がさらに低下していくと、より一層、喉頭がタイミングよくしっかりと上がらなくなり、液体だけでなく固形物を食べる時も、気管に流れこんでむせやすくなります。

また、食べ物のカケラや唾液が全部食道に送られず、のどの中に残るなどするようにもなります。のどに残った食べ物は、その後少しずつ気管に流れこみ、食事が終わったあとも、むせたり咳きこんだりしてしまうのです。誤嚥性肺炎は唾液よりも食べ物などの有機物を誤嚥したほうが起こる確率が高くなります。

さらにのどの感覚が鈍くなり、のどに食べ物が残ったことに気づかないのも、食後にむせる原因となります。

誤嚥というと食事中にしか起こらないとイメージしているかもしれませんが、のどのポンプ機能が弱くなるといつでも誤嚥をするおそれがあります。

食事中はもちろん、食後にもよく咳が出るようになったら、「飲みこみ力」の低下が進んでいるおそれがありますので、よく気をつけてください。

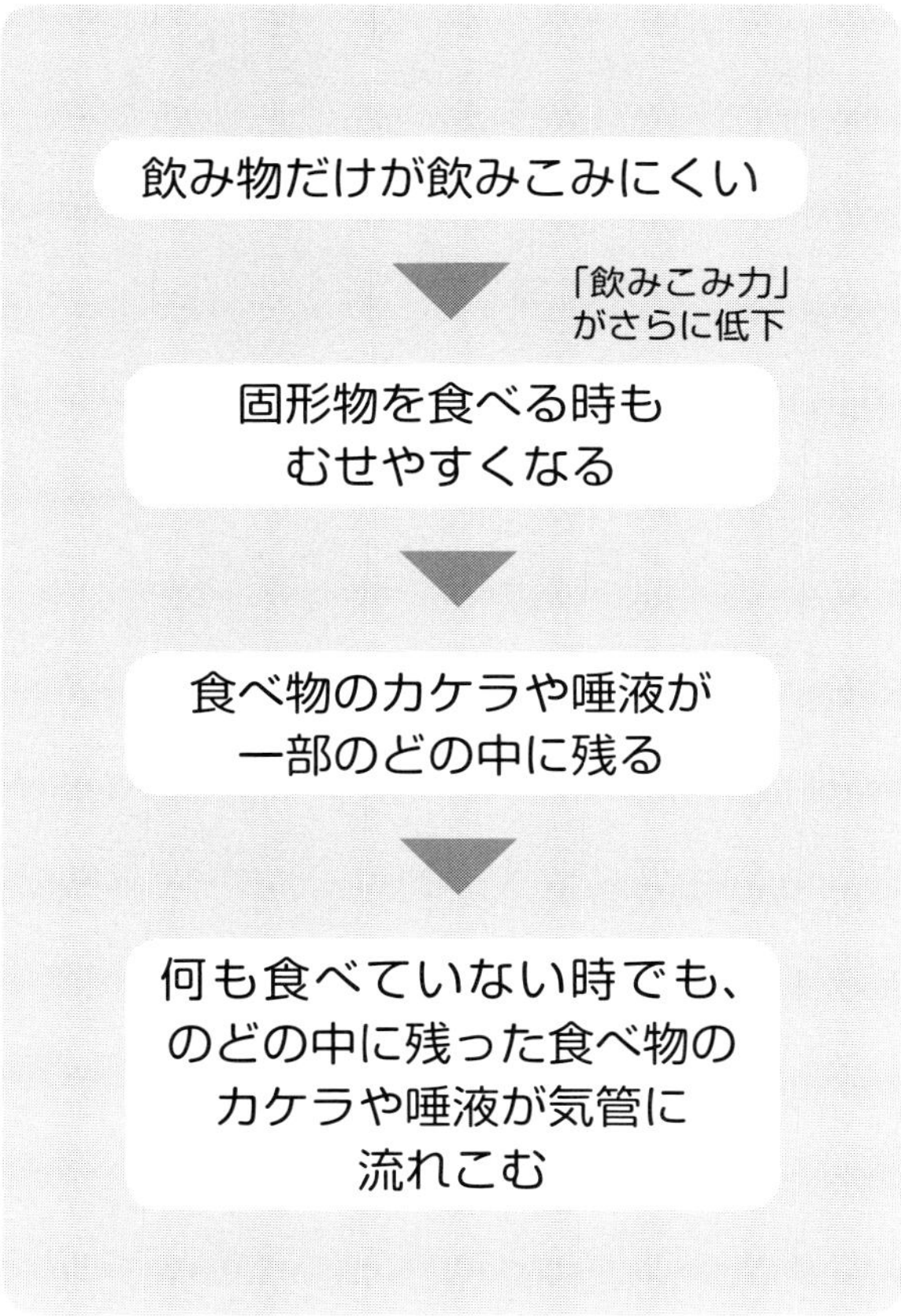
飲み物だけが飲みこみにくい
「飲みこみ力」がさらに低下
固形物を食べる時もむせやすくなる
食べ物のカケラや唾液が一部のどの中に残る
何も食べていない時でも、のどの中に残った食べ物のカケラや唾液が気管に流れこむ

2つの力が弱まるとどうなる!?⑤

咳やむせが逆に減り、元気がなくなってきた

異物が気管に入っても咳が出にくくなり、誤嚥性肺炎を発症する

さらに「吐き出し力」が弱くなり、咳嗽反射も衰えていくと、気管に異物が入っても咳が出にくくなってしまいます。咳が出にくいということは、異物がそのまま肺の中に流れこむということです。これが原因となって細菌感染が起こり、ついには誤嚥性肺炎を発症してしまいます。

こうなると異物が肺にとどまったままになってしまうので、かなり誤嚥性肺炎を発

筋力、感覚、反射機能の順に衰えて
誤嚥性肺炎にかかりやすくなる

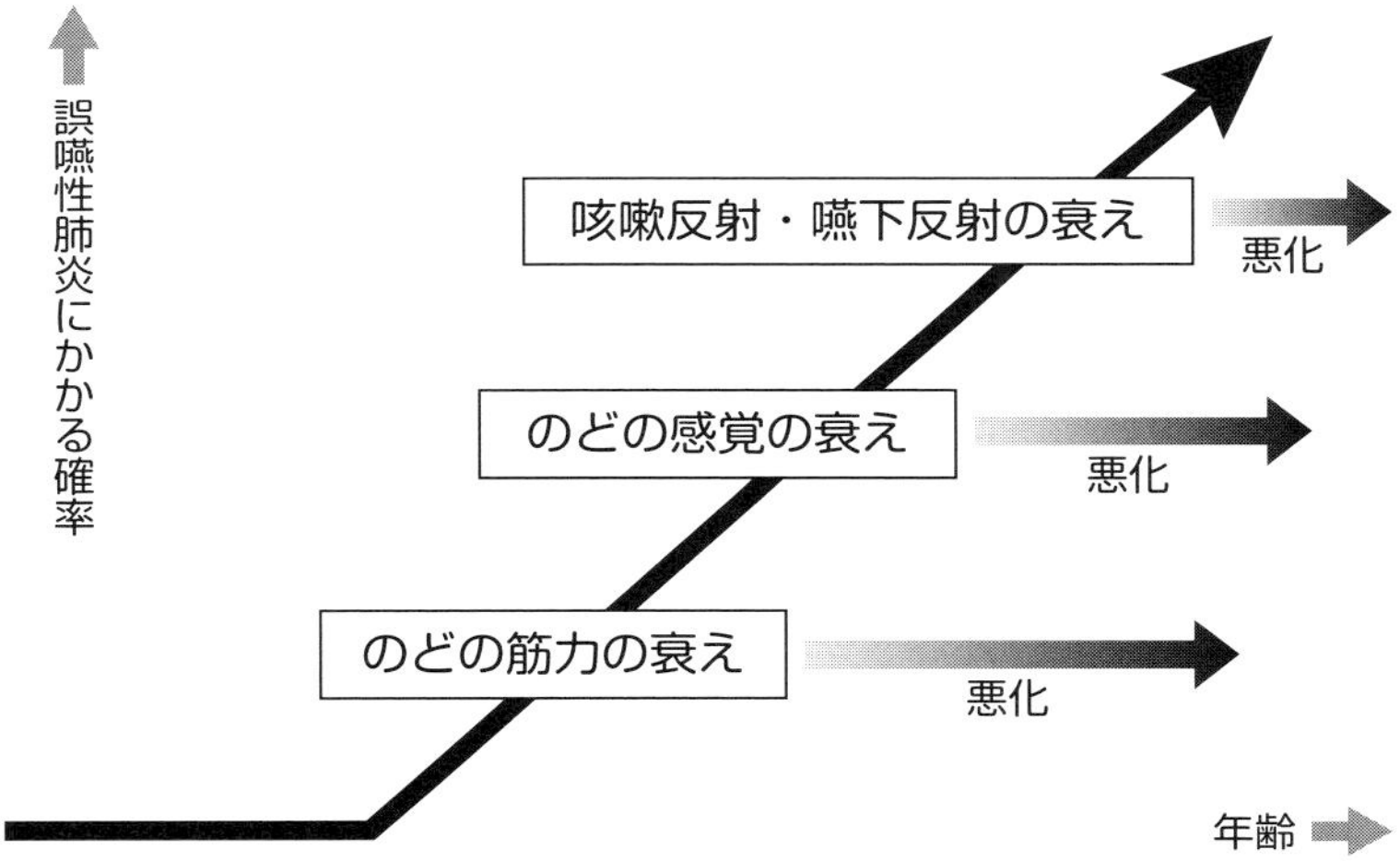

かなり体力が弱くなってから、反射機能が弱くなる。
まずは、のどの筋力や感覚を意識して鍛えることが重要！

症しやすくなってしまいます。

今までは、食事の時にむせていたのが、最近はあまりむせなくなってきたというひとはかなり注意が必要です。これは、「飲みこみ力」が改善してむせなくなったのではなく、誤嚥をしてもむせる反応が起こらなくなってしまっている可能性が高いのです。

食事でむせることができれば、まだ肺炎にはかかりにくいのですが、誤嚥してもむせなければかなり高い確率で誤嚥性肺炎が起こります。

◎肺炎だと気づきにくい肺炎で、徐々に体調が崩れていくこともある

「飲みこみ力・吐き出し力」が低下するうちに、だんだん気管に流れこむ唾液や食べ物の残りカスの量が増えていきます。そして流れこんだ唾液が原因となって、肺に炎症が起こり始めます。

しかし、免疫力が弱くなった人ではいわゆる肺炎の症状である発熱や痰はほとんど出ないことがあります。つまり、この段階では肺炎だと気づきにくいのです。

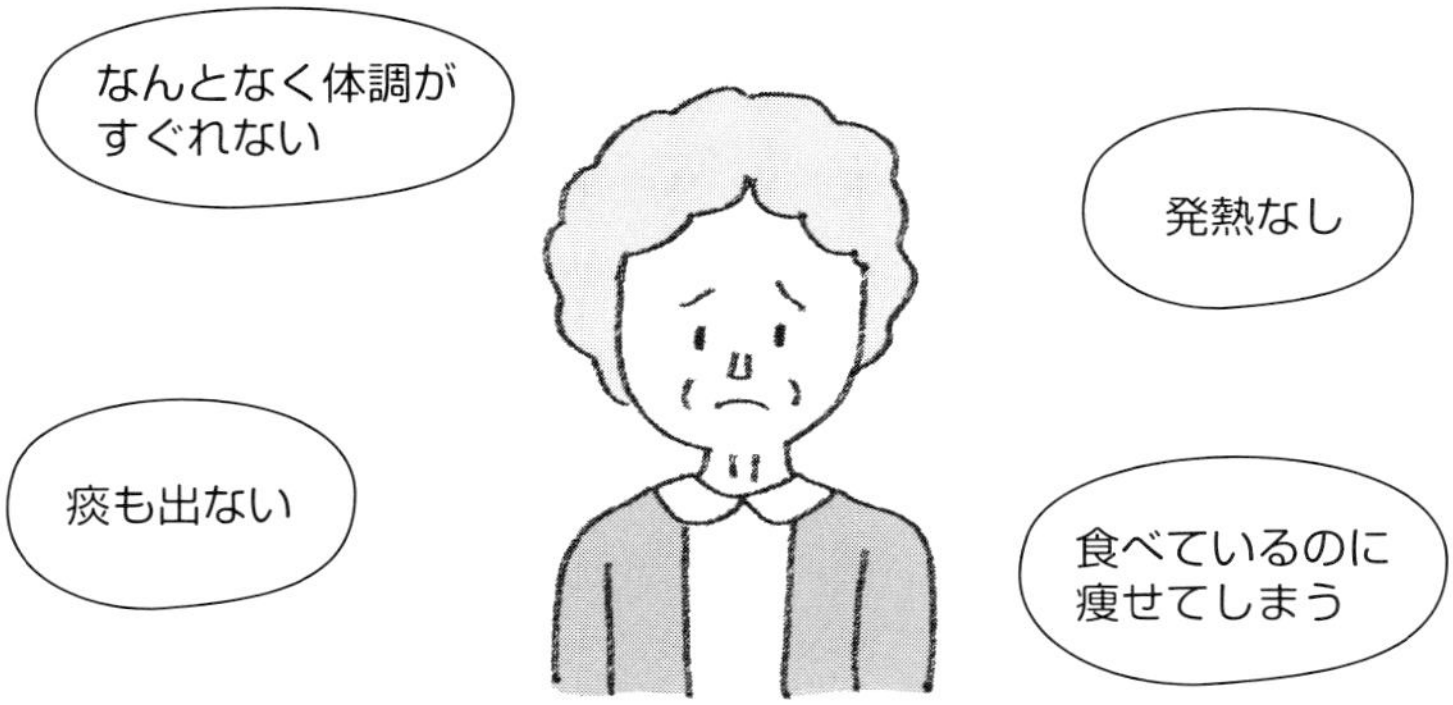
なんとなく体調が
すぐれない
発熱なし
痰も出ない
食べているのに
痩せてしまう

それはもしかすると肺炎かも!?

肺炎だとわからないせいで、「なんとなく体調が悪い」状態が続きます。これが継続すると、やがて体力や抵抗力が下がり、きちんと食事をしていても体重が減り始めるのです。

肺炎だとわからず、症状もひどくないことで、病院にかかろうとしないこともあるため、かえってやっかいな状態ともいえます。肺炎にかかったからといってはっきりとした症状が現れないことがあるのです。このような肺炎を「不顕性肺炎」といい、特に身体が弱く介護を受けているひとに起こりやすい病気です。

PART 1 ▶▶▶ まとめ

- 日本では高齢者の肺炎患者が増えている。
- 肺炎による死亡者の７～８割が誤嚥性肺炎。
- 初期症状がない誤嚥性肺炎は早期発見が難しい。
- 誤嚥性肺炎を発症した人の約４割は口から食べられなくなる。
- 誤嚥性肺炎を発症すると、２年以内の死亡率は約５割。
- のどや舌の周りの筋肉が衰えて「飲みこみ力」が低下する。
- 咳きこんで異物を外へ出せなくなると、誤嚥性肺炎につながる。
- のど（喉頭）を引っ張り上げる筋力が弱くなると、嚥下反射が起こっても飲みこみきれなくなり、のどの中に唾液がたまるようになる。
- のどの中にたまる唾液や食べ物の残りカスが増えてくると、睡眠中に気管に唾液が流れこむなどする。
- のどの感覚が鈍くなると反応が弱くなり、のどに飛びこんでくる液体が気管に入りやすくなる。
- 誤嚥性肺炎で免疫機能が弱くなった高齢者では、症状がはっきりしないこともある。

PART 2

「誤嚥性肺炎」を防ぐ トレーニング

「飲みこむ」仕組みを知ろう

嚥下の指導をしていて、いつも実感するのは、飲みこむ時に身体のどの部分を動かしているかを全く理解できていない人が多いということです。

「誤嚥」は「うまく飲みこめないこと」ですから、誤嚥を防ぐためには、うまく飲みこめるようにならなくてはなりません。そのためには、身体のどの部分を動かして飲みこんでいるのかを理解し、それを再現して、「きちんと飲みこむ」ことが最も大事なことなのです。

「飲みこみ力」をトレーニングしていくにあたって、最低限知っておいてほしい、身体の構造を説明します。それを踏まえて、ひとがどのようにして食べ物を飲みこんでいるかも理解しましょう。

仕組みを細かく説明すると難しいので、ポイントを絞って説明します。

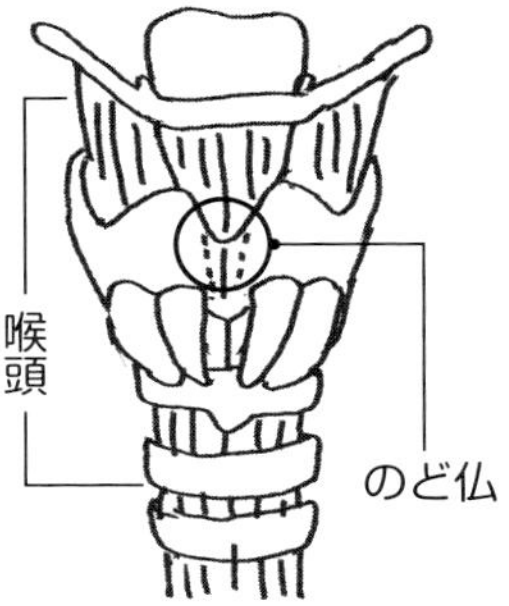

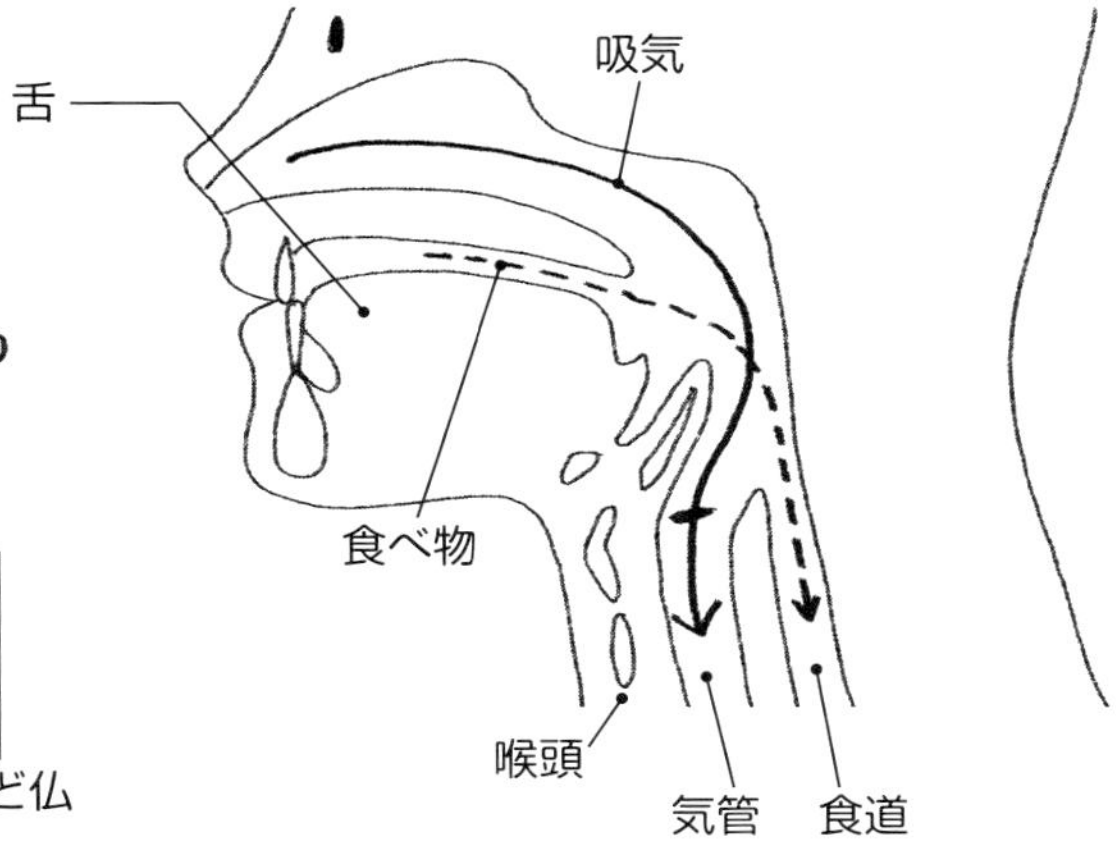

のどの中はどうなっているの？

図を見ると、複雑ですね。

しかし、理解してもらいたいポイントは、ただ一つです。

それは、「空気（吸気）も食べ物ものどの中を通る」ということ。

食べ物は口からのどの中を通って食道へ、空気は鼻からのどの中を通って気管に入ります。つまり、**のどの中だけが、食べ物と空気の「交差点」なのです。**

空気と食べ物が通るので、のどの中でそれらを「区別」しなければなりませ

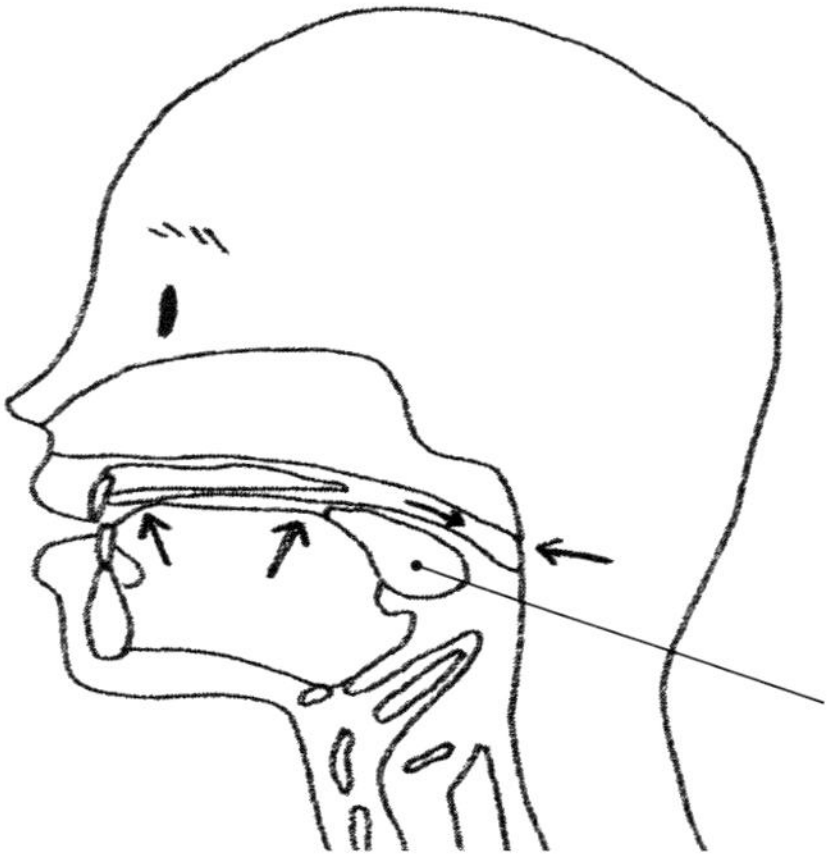
舌と硬口蓋《こうこうがい》の間を通って
食べ物がのどの中に
送りこまれる

ん。そして、その役割を果たしているのが、喉頭なのです。

食べ物はどのようにして食道に運ばれるのか?

さらに、どのように、身体の構造を使って飲みこんでいるかを見ていきます。

① 口の中→のどの中

食べ物を、のどの中に送りこみます。この時に働くのが、「舌」です。舌の上に置いた食べ物を、舌を口の中の上壁に押しつけることで、のどの中に送りこみます。この舌を上に押しつけることは

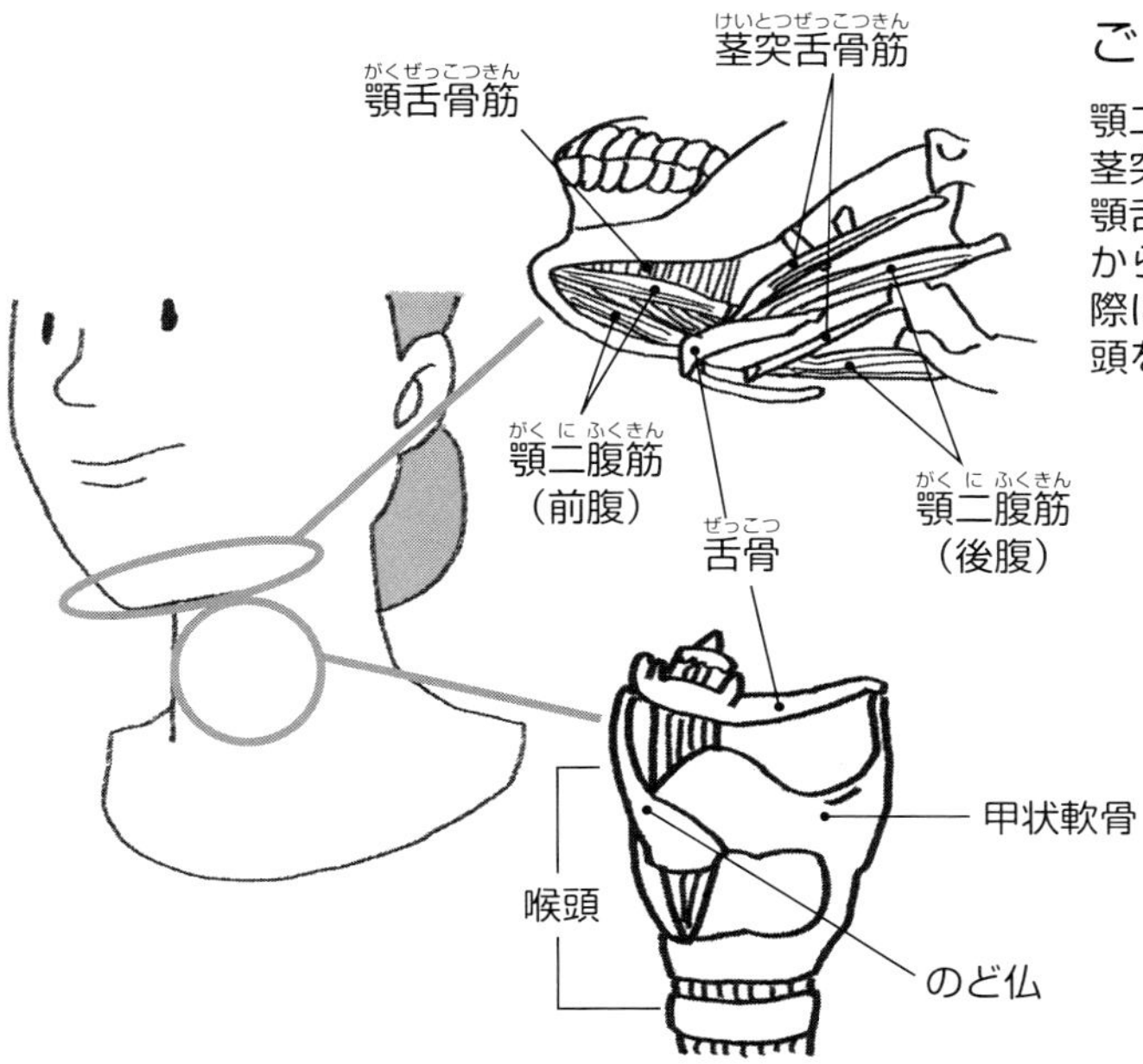

ごっくん筋

顎二腹筋
茎突舌骨筋
顎舌骨筋という筋肉からなり、飲みこむ際にのど仏のある喉頭を引っ張り上げる

比較的簡単にできます。

② のどの中→食道

飲みこむ動作を「ごっくんする」といいますが、具体的には**「食べ物をのどの空間から食道に送りこむ」**動作のことを指します。

この時に働くのが、のど＝喉頭です。まず、喉頭の構造について説明をしておきます。

喉頭の周りは甲状軟骨で囲まれていて、衝撃から気管を守っています。**この軟骨の前方が膨らんでおり、そこを「のど仏」と呼んでいます。**

ですから、「のど仏」が動くということは、喉頭が上に動いているのと同じ意

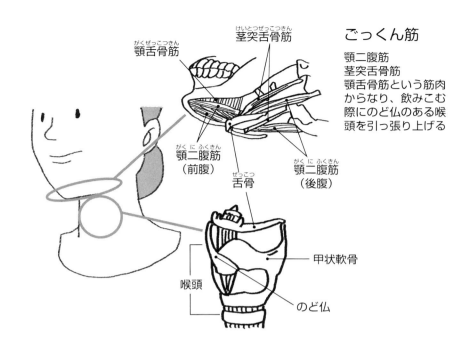

味です。

喉頭の中には、「声帯」があります。この声帯は、左右一対のV字の形をした粘膜でできていて、開いたり閉じたりします（41ページ参照）。声帯が閉じた状態で息を吐くと、声帯が震えて声が出ます。声帯が閉じると、異物が気管の中に入らなくなります。声帯は、声を出す以外に、気管に異物が入らないようにする役割も果たしているのです。

この喉頭の最も重要な役割は、「飲みこむ時に上に動き、食べ物を食道に送りこむ」ことです（喉頭を引っ張り上げる筋肉が、あごの下にあり、「ごっくん筋」と呼んでいます。59ページ参照）。

複雑に見えるごっくんする動作は、実のところ喉頭が上に動いて戻るだけです。試しに、首の前を触りながら何かを飲みこんでみましょう。

首の前が上下に動きますね。

この時動いているのが喉頭です。ごっくんする時は、喉頭以外はほとんど動いていません。

では、ごっくんしている時、実際にのどの中がどうなっているのか見てみましょう。食べ物がのどの中に入ったことを感じると、喉頭が上に動きます。**喉頭が上に動くことでのどの空間を狭め、その圧力で食べた物を食道に送りこみます**。つまり、喉頭はポンプのように動いて食べ物を送りこんでいるのです。

喉頭が上に動くことには、もう一つの大きな意味があります。それは、喉頭蓋という「ふた」が気管に覆いかぶさり、**気管に食べ物を入れないようにすることです**。喉頭が上に動くことで、このふたが自動的に倒れこむ仕組みになっているのです。

のどの中は、食べ物の通路であるのと同時に息の通路でもありますから、息の通路である「気管」に食べ物が入らないようにしなくてはなりません。この役割も、喉頭が上に動くだけで自動的にできるようになっています。

もし、喉頭がうまく動かないと、本来は食道に入らなければならない食べ物や唾液が気管に入ってしまい、誤嚥してしまうことになるのです。

誤嚥を防ぐためには、この動作をしっかりとすることが重要です。なぜなら、のどの中は息と食べ物の両方が通るので、この動作を誤ってしまうと食べ物が気管に入っ

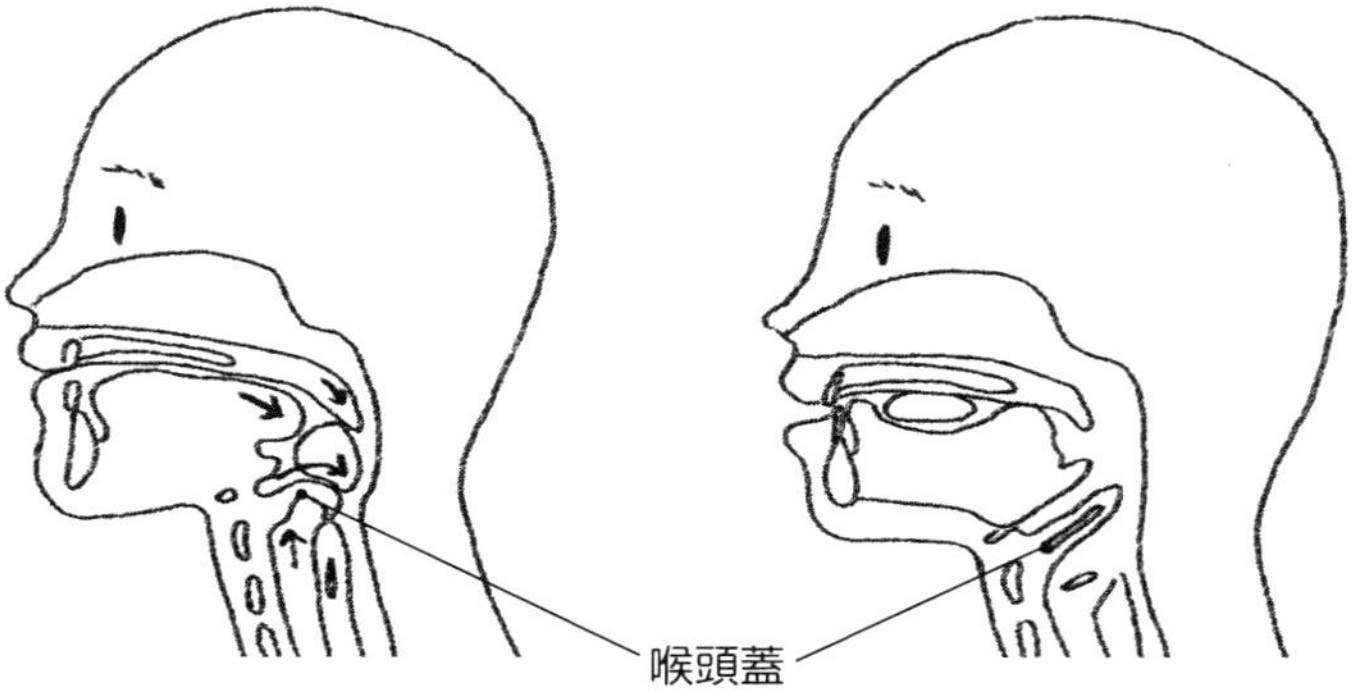

食べ物が食道を通る時、喉頭蓋は下を向いている

呼吸をしている時、喉頭蓋は上を向いている

てしまうからです。

つまり、「ごっくん」の動きは、のど＝喉頭が上に動くことだけで、

①ポンプのように食道に食べ物を送りこむ

②気管の入り口に「ふた」をして、食べ物が気管の中に入らないようにする

という、２つの役割を果たしているのです。

正しい飲みこみ方ができるようにする

ひとがどのようにして飲みこんでいる

かを理解できれば、誤嚥せずに飲みこめるようになります。つまり、正しい飲みこみ動作をそのまま再現すれば、食事でむせることはなくなるのです。正しい飲みこみ方を体得できれば、誤嚥を減らすことができ、誤嚥性肺炎のリスクが下がります。

正しい飲みこみ方ができれば、窒息も減らすことができます。窒息は年間約9千人の命を奪う事故で、交通事故の死亡者数の2倍近くもあります。窒息を防ぐため、一般的に助言されるのは、食べ物を小さくしたり、よく噛んだりするといったことです。しかし、さらに、積極的に誤嚥しない飲みこみ方ができれば、窒息のリスクを確実に減らすことができるのです。

飲みこむ直前に、意識すること

①舌の上で食べ物をしっかりキープする
②舌の奥をできるだけ高い位置にする

飲みこむ直前は、舌に意識を向けましょう。

食べ物がのどに流れこむタイミングがずれると、誤嚥しやすくなるので、ここでは、舌の動きが大切です。食べ物を舌の上に置いて、舌で食べ物をコントロールすると、確実に食べ物をのどの中に送り込めます。
口の中の空間をできるだけ減らすように、舌の奥をできるだけ上げておきます。そうすると、食べ物に圧力をかけやすくなり、のどの中に食べ物を送りこみやすくなります。

飲みこんでいる時に、意識すること

①のど（喉頭）を意識的にしっかり上げる
②飲みこむタイミングに合わせて、あごを少し引く
③歯を噛みしめる

のどの中から食道に食べ物を送りこむ時に、行う動作は「のど（喉頭）を上げること」でした。

ですから、ごっくんの瞬間、しっかりとのど（喉頭）を上げられれば、誤嚥することはありません。のど（喉頭）をしっかりと上げるのに役立つ動作を同時に行うと、より効果的に飲みこむことができます。

一つは、ごっくんのタイミングで小さくあごを引くことです。あごを引くと「ごっくん筋」（59ページ参照）が収縮しやすくなり、のど（喉頭）が上がりやすくなります。上を向いてごくごくと飲みこんでいるひとがいます。しかし、あごを上げて飲むと、のど（喉頭）が上がりにくくなり誤嚥しやすいので、「飲みこみ力」が弱ってきたひとがしてはいけません。

また、飲みこむ瞬間にあごを引くと、飲みこむタイミングを覚えやすくなります。飲みこむ時に誤嚥しないようにするためには、「タイミング」を覚えておくことも大切です。飲みこむ時は、わずかな時間しかのどは上がっていません。もし、のど（喉頭）が上がっていないタイミングで食べ物がのどに流れこむと、誤嚥してしまうのです。

食べ物が口からのどの空間に入るタイミングに合わせて、のど（喉頭）が上がるかどうかが、飲みこむ時にとても重要なのです。

意識的にタイミングを合わせてあごを引くことによって、頭の中に正しく飲みこむ動作を刻みこむことができるのです。

もう一つは、歯をしっかりと噛みしめておくことです。

歯を噛みしめると、下あごが固定されて、「ごっくん筋」が収縮しやすくなります。ですから、飲みこむ時は、口を閉じて、しっかり噛みしめておきましょう。

普段の食事の中で、一度でも意識して正しく飲みこめば、それが誤嚥予防の意識づけになります。これらは、手間も時間もかからず、「飲みこみ力」を維持できる身近な方法なのです。

このあと、紹介する「のどトレ」は、正しい飲みこみ方の延長線上にあります。つまり、「のどトレ」はのど（喉頭）をしっかりと上げる飲みこみ方をさらに強化するためのトレーニングなのです。

「のどトレ」が他のトレーニングに比べて効果が高いのは、飲みこむ動作をそのまま再現しているからです。

飲みこんでいる時に、意識すること

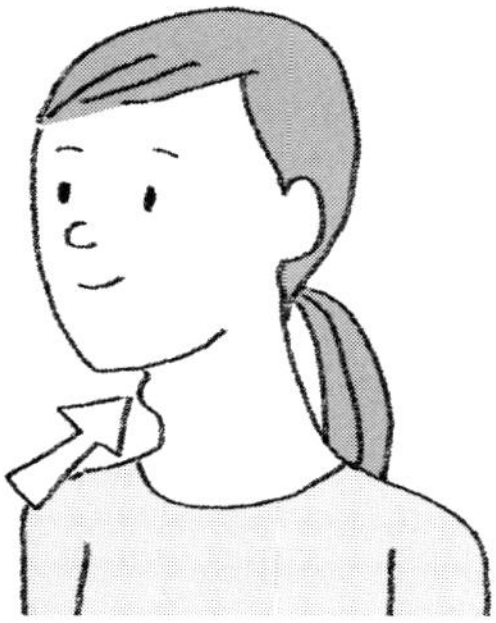

①のど（喉頭）を意識的にしっかり上げる

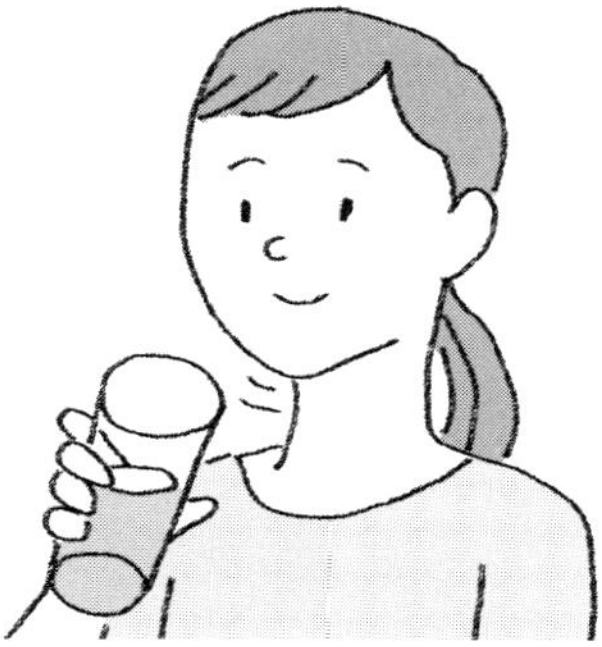

②飲みこむタイミングに合わせて、あごを少し引く

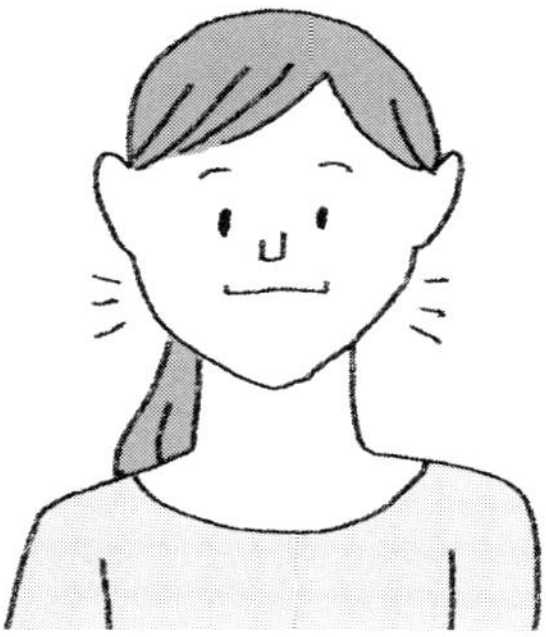

③歯を噛みしめる

例えば、テニスがうまくなりたいのであれば、ラケットでボールを打つ練習をします。つまり、テニスで行う動作をそのまま再現するのが、最も効果的な練習になるのは当然だからです。

「飲みこむ動作」＝「のど（喉頭）を上げること」である以上、意識的にのどを上下に動かす練習をすることが最も効果的な方法なのです。

しかし、いきなり、のど（喉頭）を自由自在に動かせるひとは、ほとんどいません。なぜなら、ほとんどのひとが、のど（喉頭）を意識的に動かしたことがないからです。

のど（喉頭）を意識的に動かせないひとを、私は、「のどの認知症」のひとと呼んでいます。

「のどの認知症」のひとは、若い方でもたくさんいます。

これを治すためには、まず、食事の時に首の前を触り続け、飲みこむことを「意識化」することから始めましょう。数多く意識的に飲みこむほど、自分なりのコツをつかみやすくなります。

「のどの認知症」のひと
＝のどを意識的に動かせないひとにならないために！

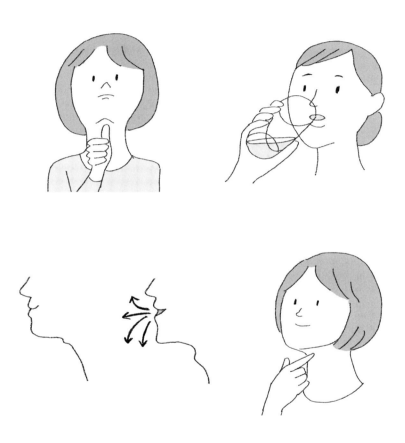

のどの動きをまず意識することから始めましょう

1

「飲みこみ力」を鍛える

10秒の

「のどトレ」

嚥下機能、つまり「飲みこみ力」を鍛えるのが、誤嚥性肺炎を予防する第一歩です。私たちは普段「飲みこむ動作」を意識して行っていません。鍛えるためにはコツをつかんで、のど＝喉頭を動かし「飲みこむ動作」を再現することが大切です。１つの動作につき10秒を目安に、ちょっとしたスキマ時間で行ってみましょう。

STEP1

「水なしごっくん!」トレーニングでのどの動きを理解

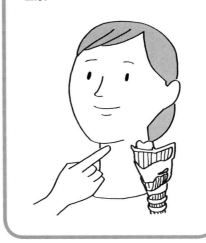

STEP2

自分の意思でのどを上下に動かせるようにする

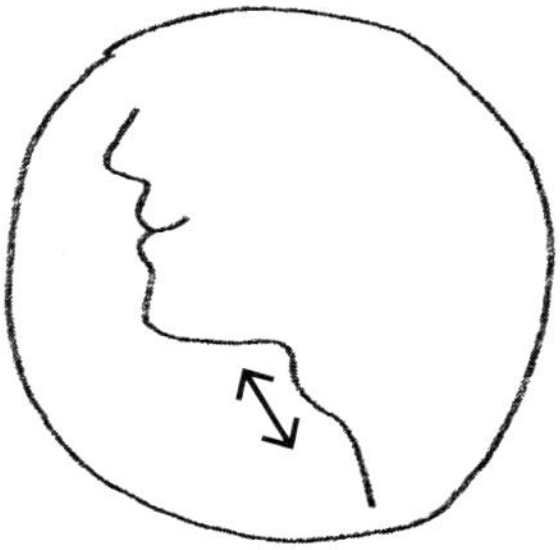

STEP3

のどを上げて止められるようにする

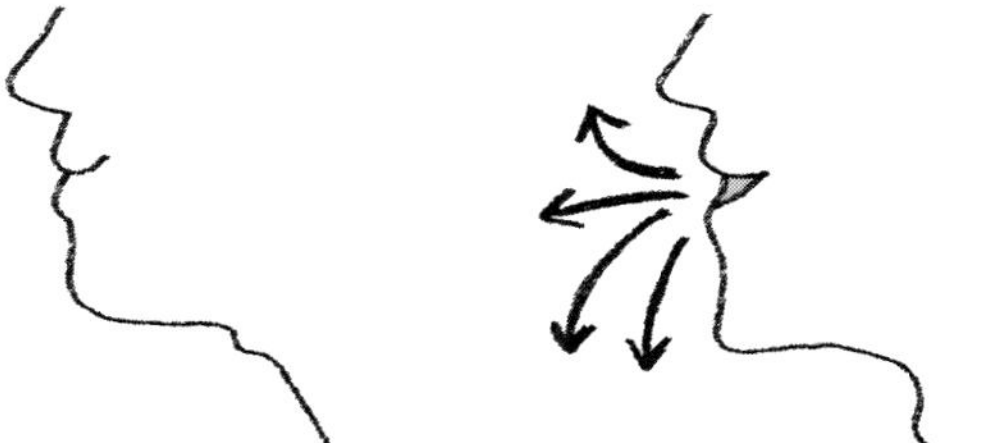

10秒の

のどトレ ⋯▶ STEP0

食事の時に首の前を触ってみる

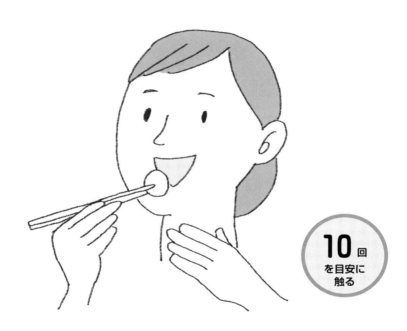

10回を目安に触る

「のど仏」を探しましょう。のどを触りながら何かを食べてみて、「上下に動いている出っ張り」がある場所を見つけるのです。わかりにくい場合、最低限「飲みこんだ時に動く場所」がわかれば大丈夫です。

のどの動きがわからないひとは、1週間、食事の時10回を目安に首の前を触ってください。そうすれば、自然とのどをどのように動かしているかわかるようになります。

10秒の

のどトレ STEP 1

水なしごっくん！「空嚥下」をマスター

1 のどを触りながら水をごっくんする

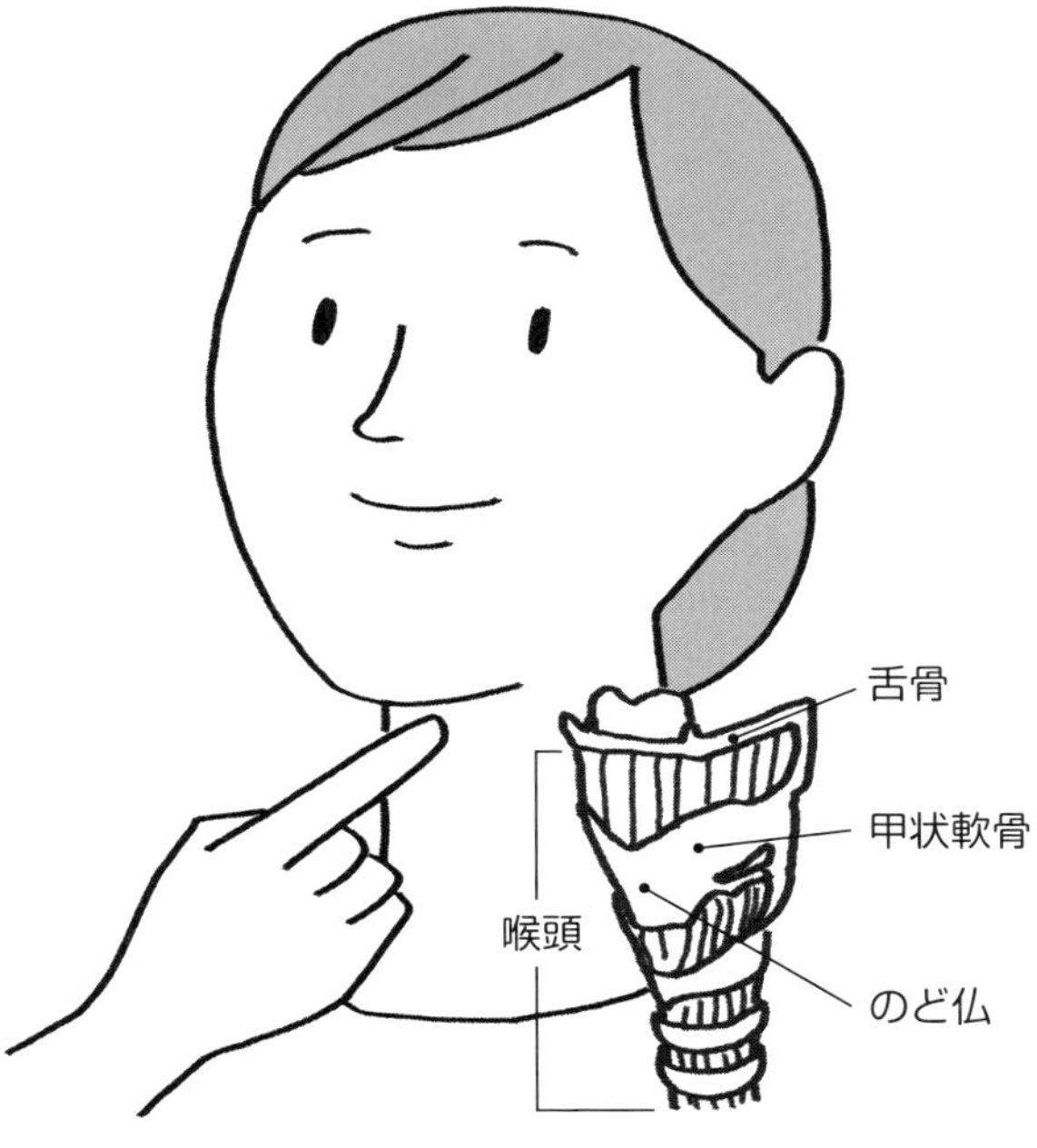

動いている場所がわかったら、のどを触りながら、ペットボトルのふた1杯分の水を飲みこみます。この段階では、のどが動いていることを確認し、「ここを動かすんだ」と意識してください。10秒を目安に行ってみましょう。

2 のどがどう動いているかをイメージする

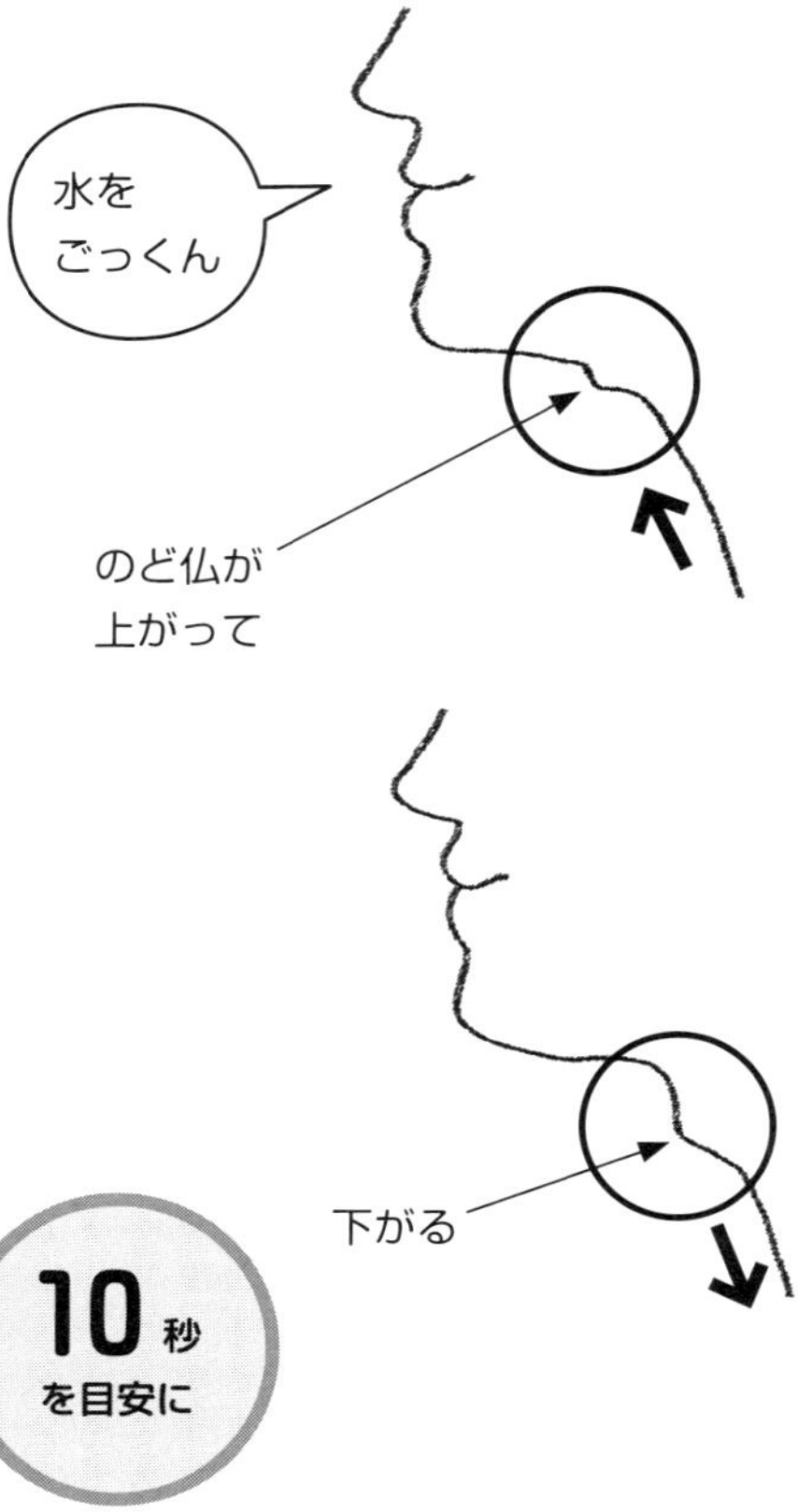

10秒を目安に

飲みこむ瞬間にはのどが上がり、飲みこんだ直後に下がります。水を少量（ペットボトルのふたに1杯分）飲みこみながら、のどの上下運動を感じ、どのように動いているかをイメージしましょう。

これをしっかり行って、のどを動かすコツをつかむことが大切です。

3 あごの下に力が入っているかを確認

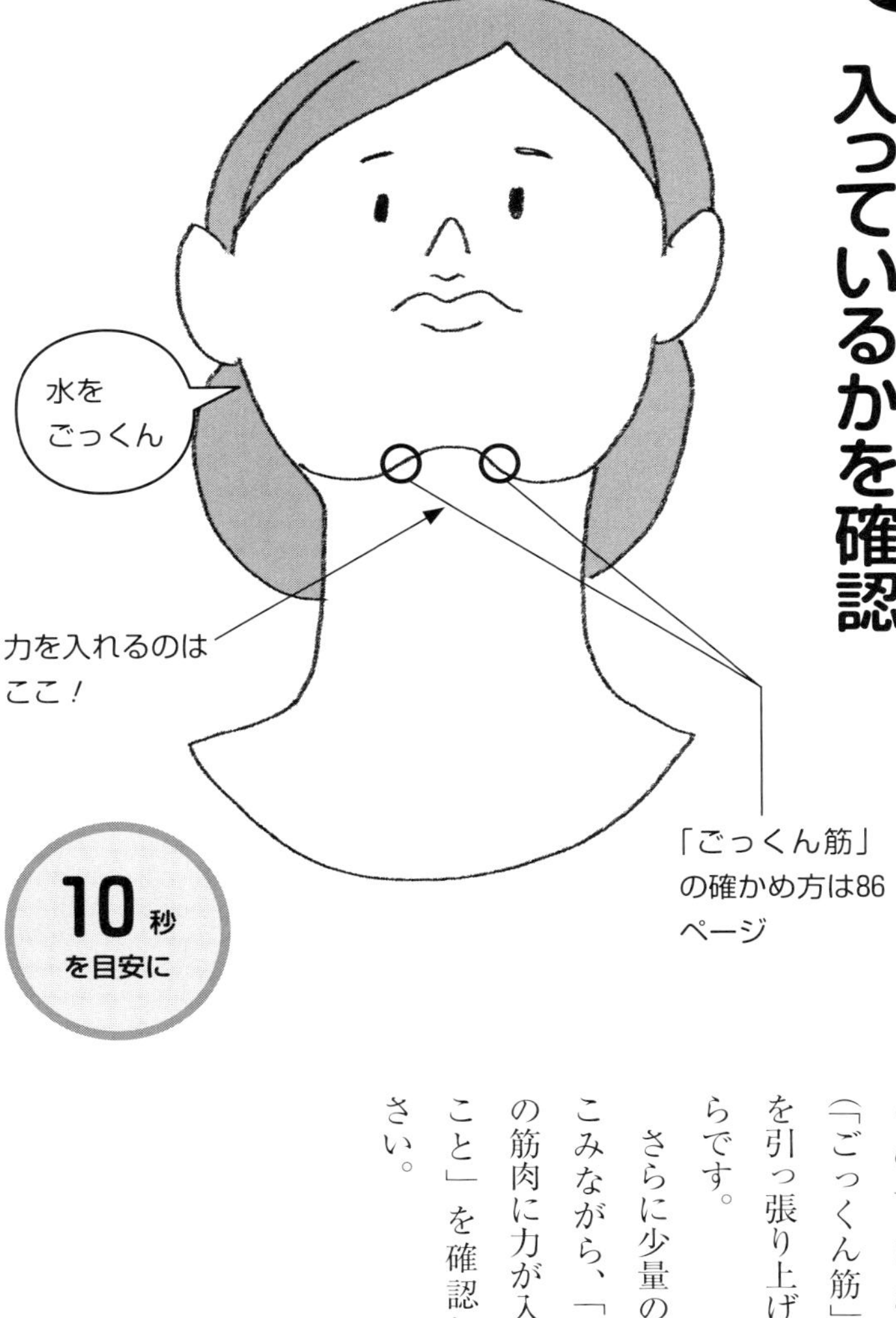
水をごっくん
力を入れるのはここ！
「ごっくん筋」の確かめ方は86ページ
10秒を目安に

のどが上がるのは、あごの下にある筋肉（「ごっくん筋」）がのどを引っ張り上げているからです。

さらに少量の水を飲みこみながら、「あごの下の筋肉に力が入っていること」を確認してください。

4 意識的に筋肉に力を入れてみる

ごっくん筋に力を入れる！

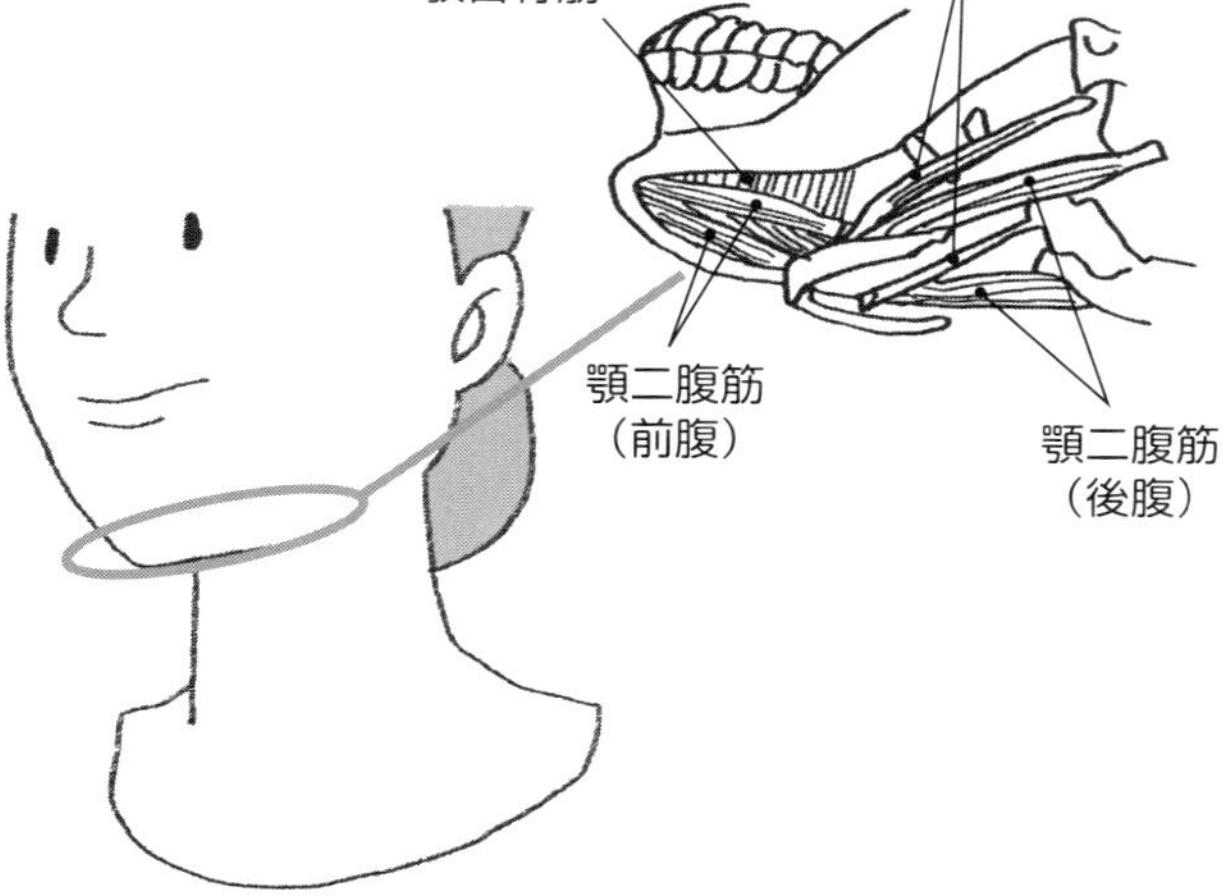

10秒を目安に

使う筋肉がわかったら、今度は、水を少量飲みこみながら、意識してその筋肉（ごっくん筋＝顎二腹筋・茎突舌骨筋・顎舌骨筋）に力を入れてみてください。何度も繰り返し、腕を曲げて力こぶをつくるのと同じくらい、自分の意思でその筋肉に力を入れるのです。

5 水の量を減らし、のどを上げる

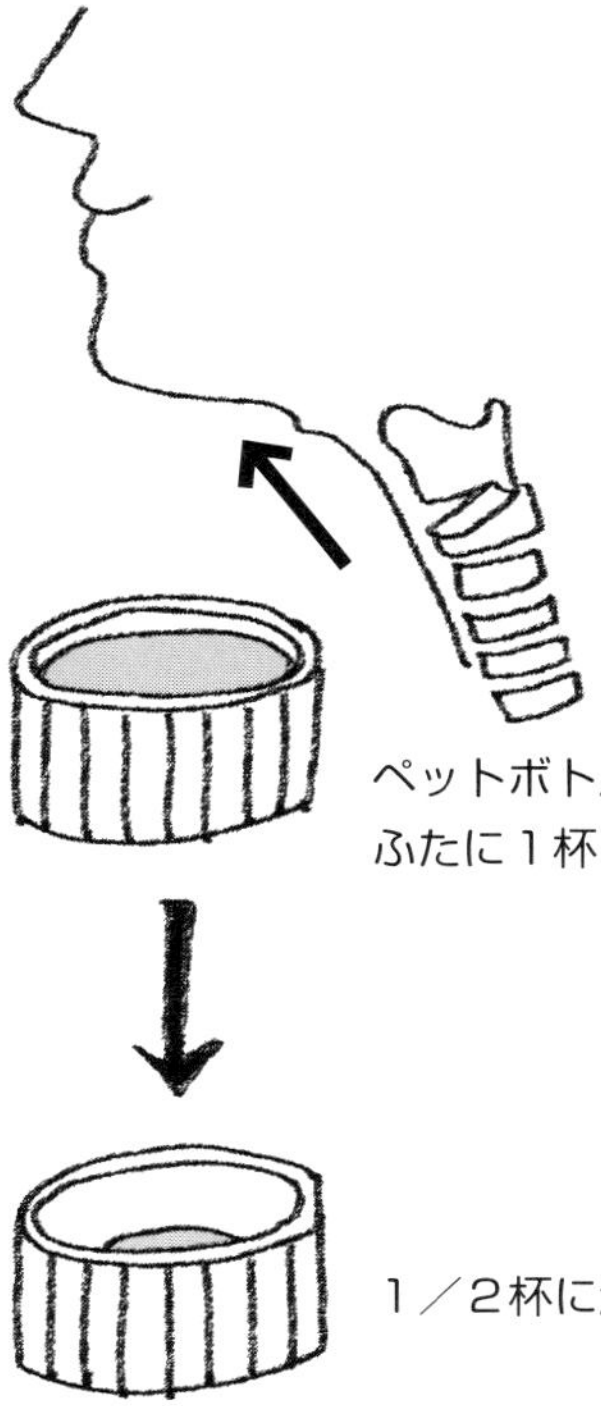
ペットボトルの
ふたに１杯
１／２杯に減らす
唾液でもＯＫ

10秒 くり返す

ペットボトルのふた１杯分からスタートし、水の量をだんだん減らしていきます。ほんの少しだけ口に含み、あごの下にあるのどをどのように動かすかを意識しながら、自分の意思でのどを引っ張り上げます。

6 水なしでごっくんする

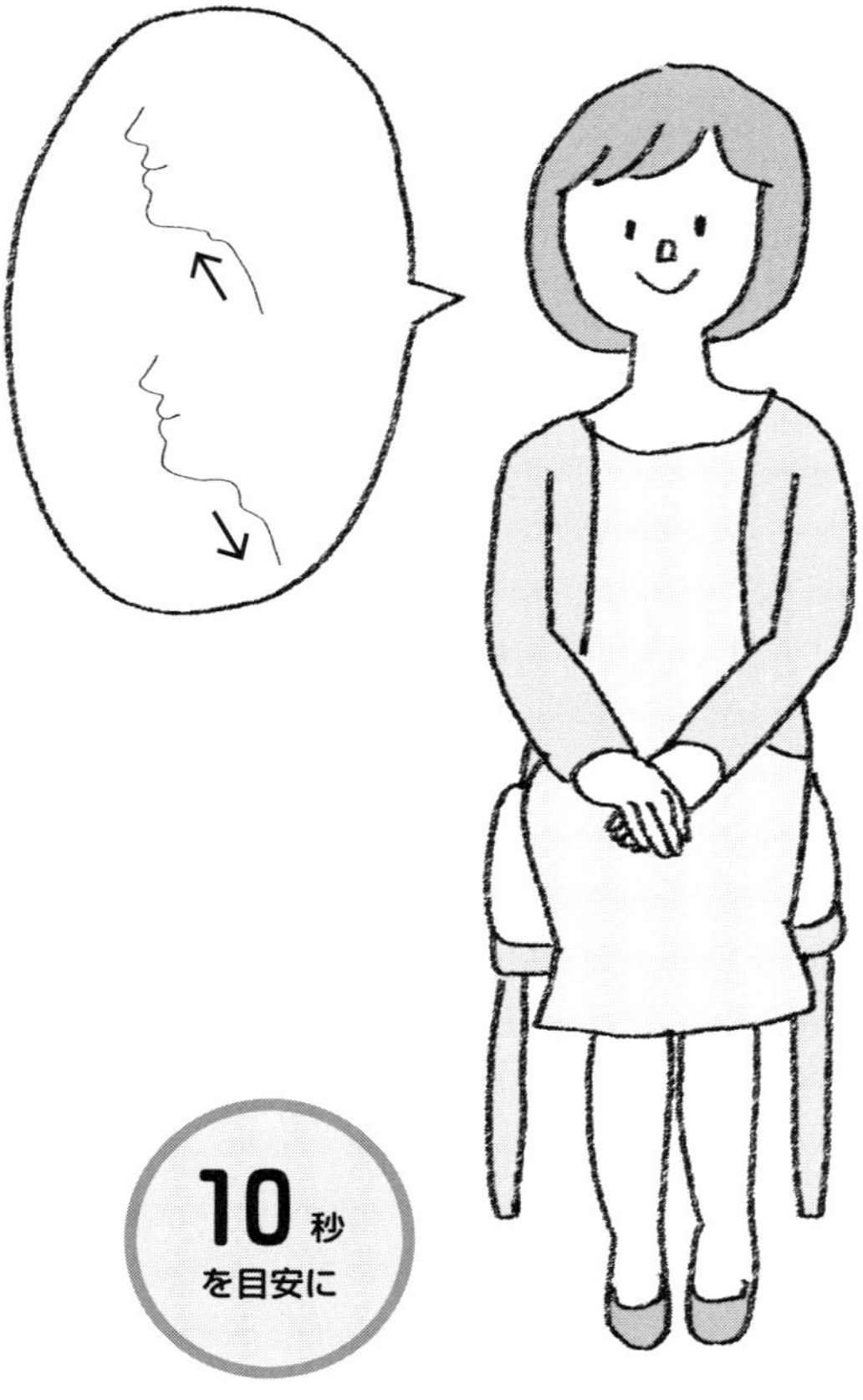

ＳＴＥＰ１の最後は、口に水を含まずに、飲みこむ動作だけをしてみましょう。何も飲まずに、飲みこむ動作だけをすることで、より「飲みこむ動作を意識」することができます。何度も練習をして、コツがつかめたら、ＳＴＥＰ２に進みましょう。

10秒の

のどトレ STEP2

のどを上下に動かせるようになろう！

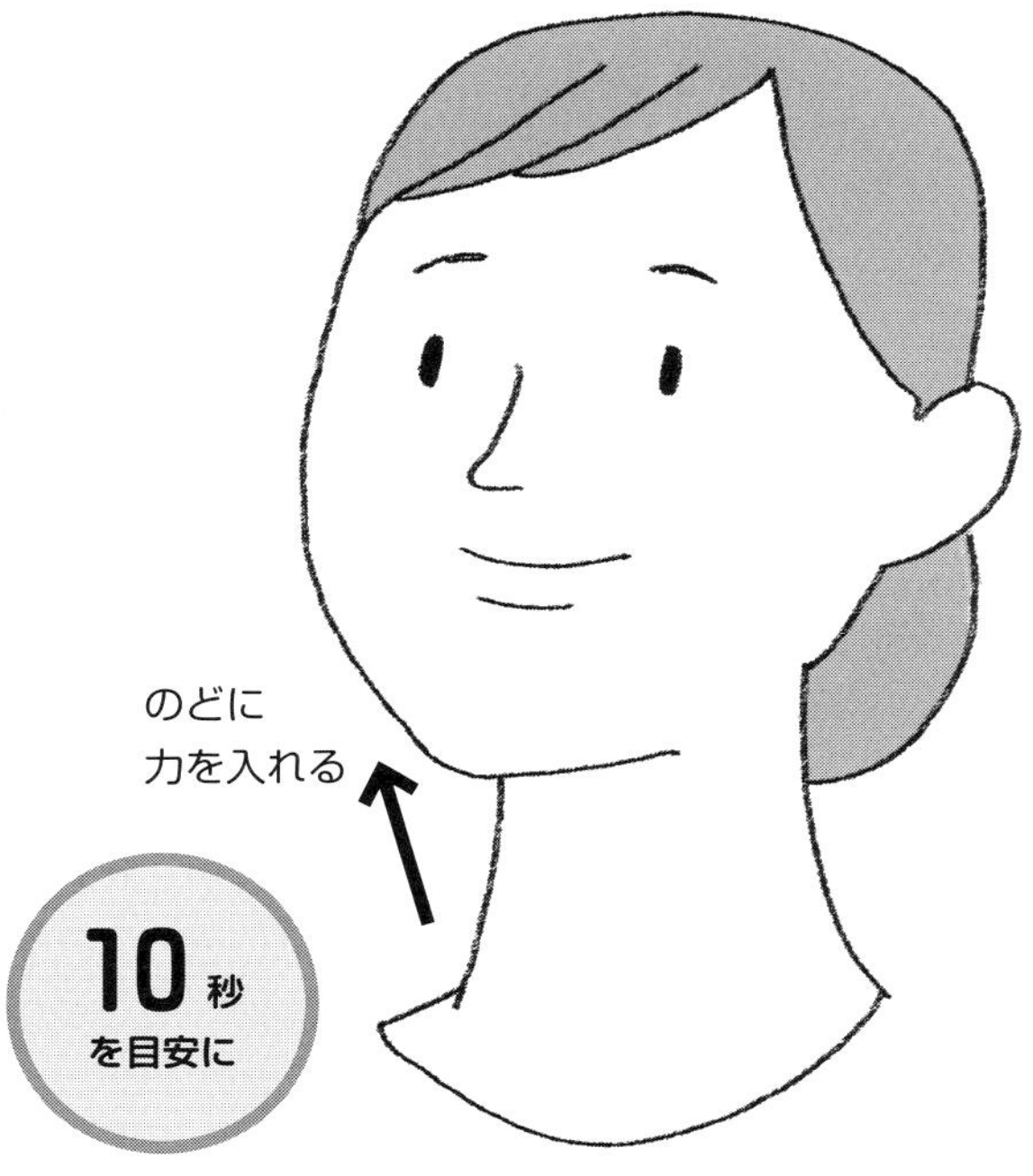

1 のどを上げる

飲みこむ動作をできるだけ意識せずに、のどを上げる練習をしましょう。嚥下反射に任せず、のどをあなたの意思で動かすのです。このコツをつかむことが非常に大切です。

2 のどを下げる

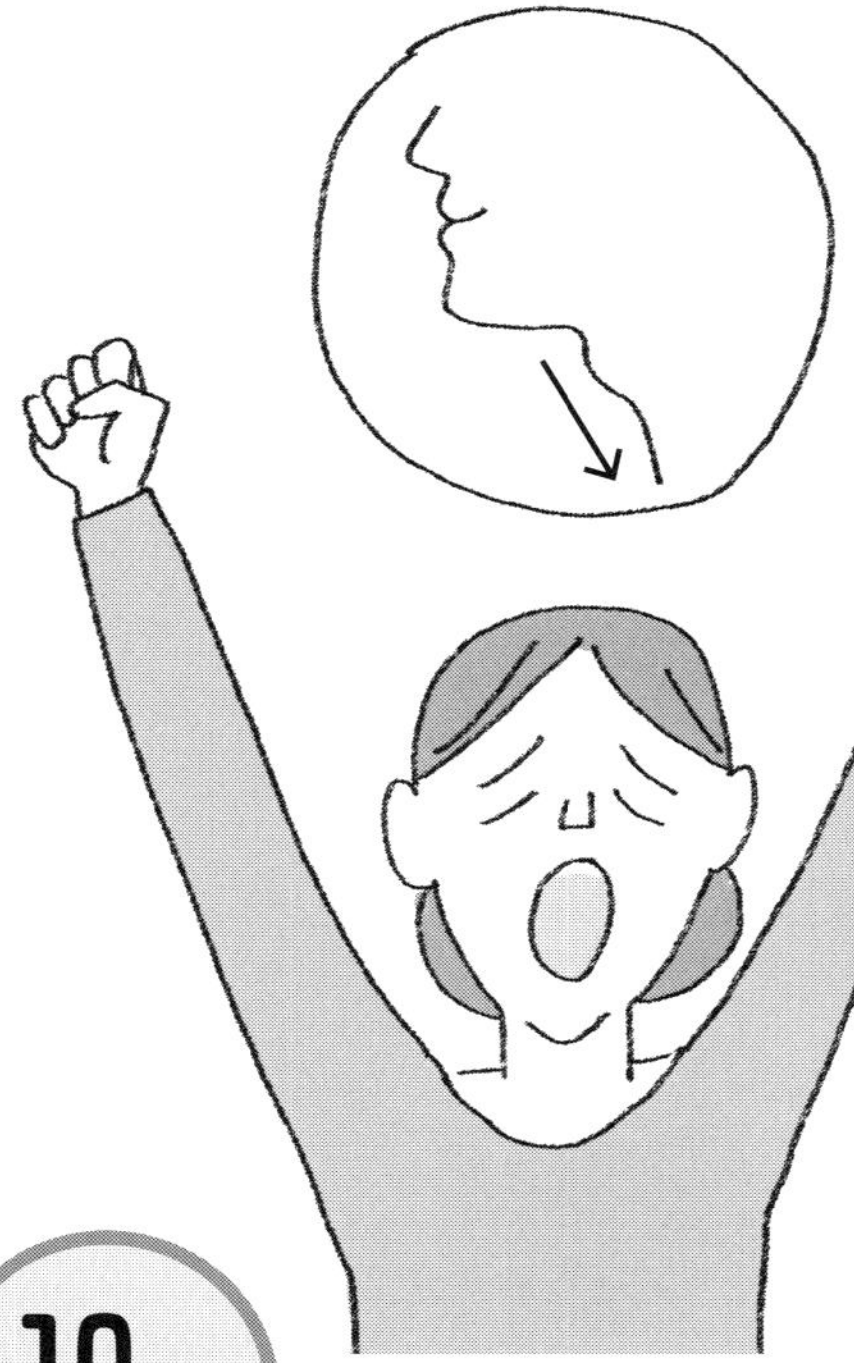

あくびをすると
自動的にのどが
下がる

10秒を目安に

舌の奥を押し下げるようにして、のどを下に動かします。これも最初は難しいので、「ごっくん筋」（59ページ参照）に力を入れてのどを上げたあと、力を抜き、勝手に下がるようにするだけでもかまいません。

ちなみにあくびをすると自動的にのどが下がります。

3 のどを上げ下げする

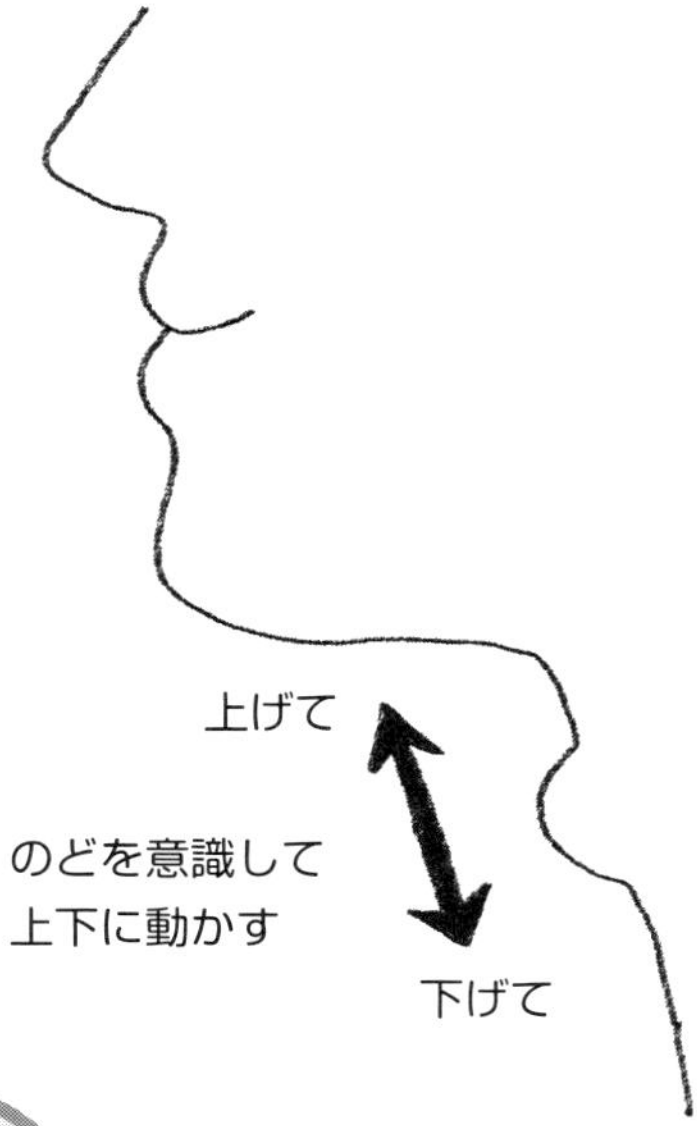

ゆっくり、速く
速度が調整できればベスト！

10秒
くり返す

のどの上げ下げをすることでのどの柔軟性を高めます。のどを自在に動かすことで、誤嚥しないのどに鍛え上げるのです。ゆっくり上下に動かしたり、速く上下に動かしたりできるように、のどの上げ下げを練習しましょう。

10秒の

のどトレ → STEP3

のどを上げ、そのまま止められるようになろう！

10秒 くり返す

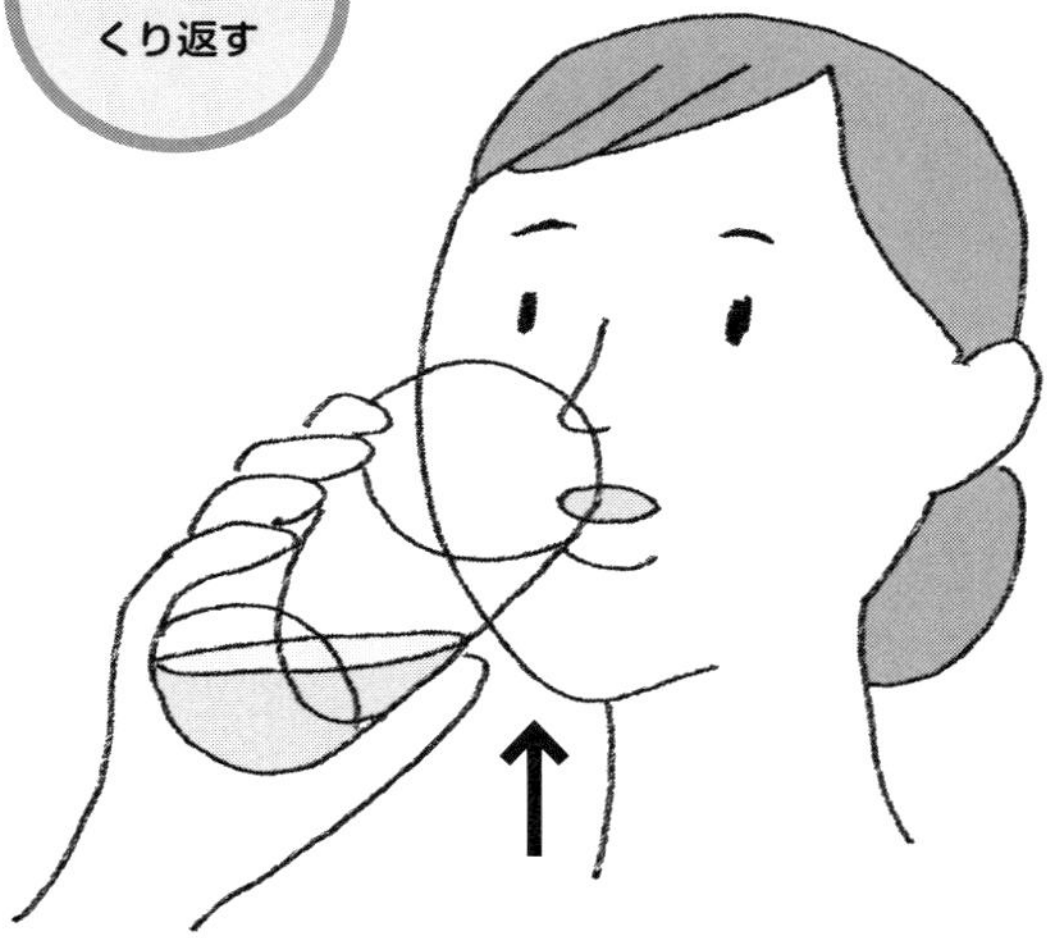

1 のどに力を入れて少量の水をごっくんする

のどトレの最後は、のどを上げたまま止める練習です。これは筋トレのイメージです。少量の水を飲みこみ、のどを引っ張り上げた状態をキープしましょう。「ごっくん筋」（59ページ参照）が鍛えられ、力強く誤嚥せずに飲みこめるようになります。

2 のどを上げたまま10秒間キープ

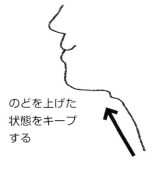

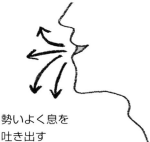

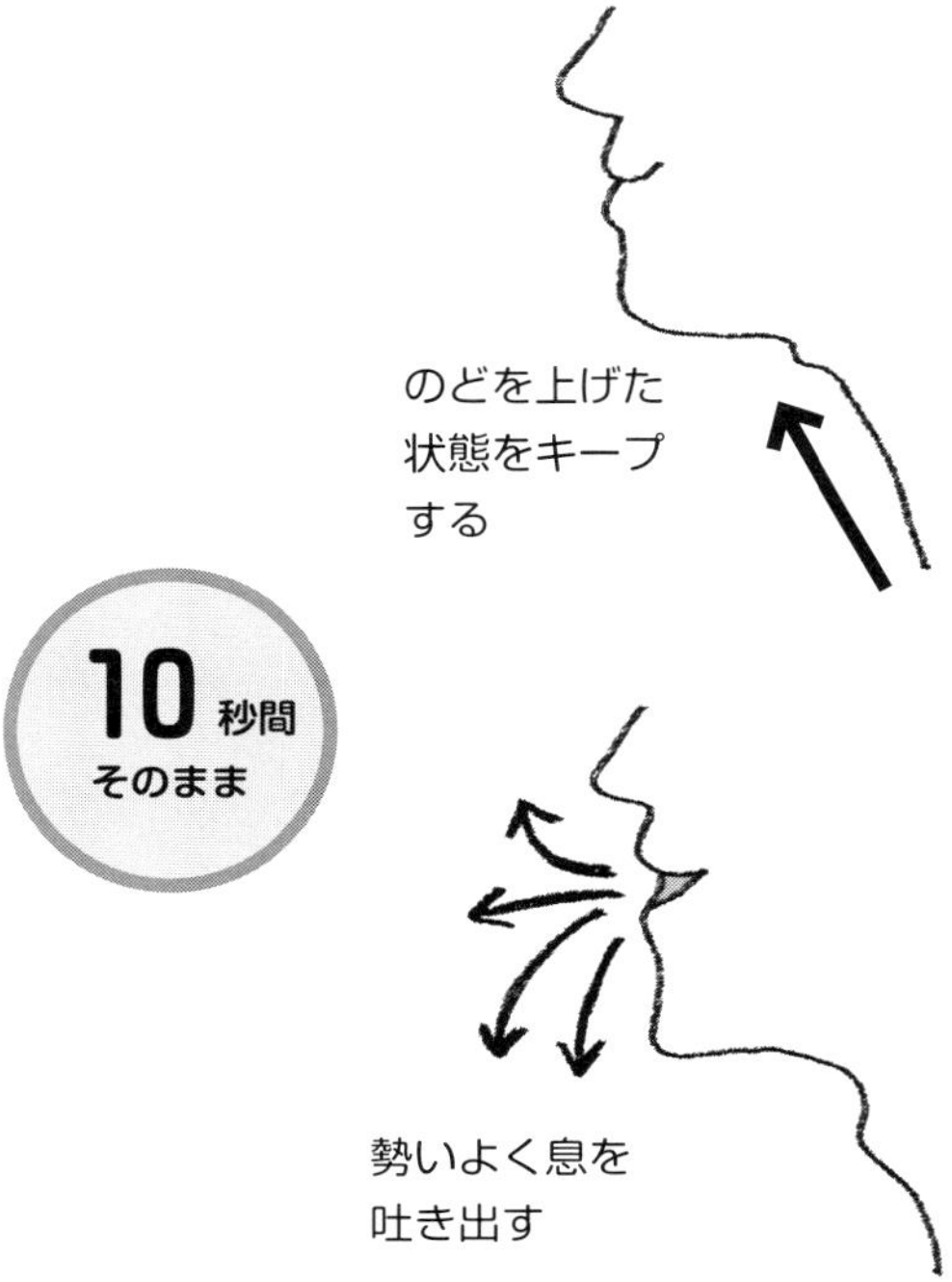

のどを上に引っ張り上げて、10秒キープします。最初は、水を飲んで行い、慣れてきたら水なしで行いましょう。水を飲んだ場合は、力を抜く瞬間、気管に唾液が流れこまないように勢いよく息を吐きます。最初は10秒続かなくても、少しずつ秒数を伸ばしてください（止めているかどうかわからない場合は、のどを動かす回数をふやし、力の入れどころをまずつかんでください）。

コラム

のど仏が見えにくい女性はどうやって練習すればよい？

理由1

女性ののど（喉頭）は、動きが小さいのでわかりにくい

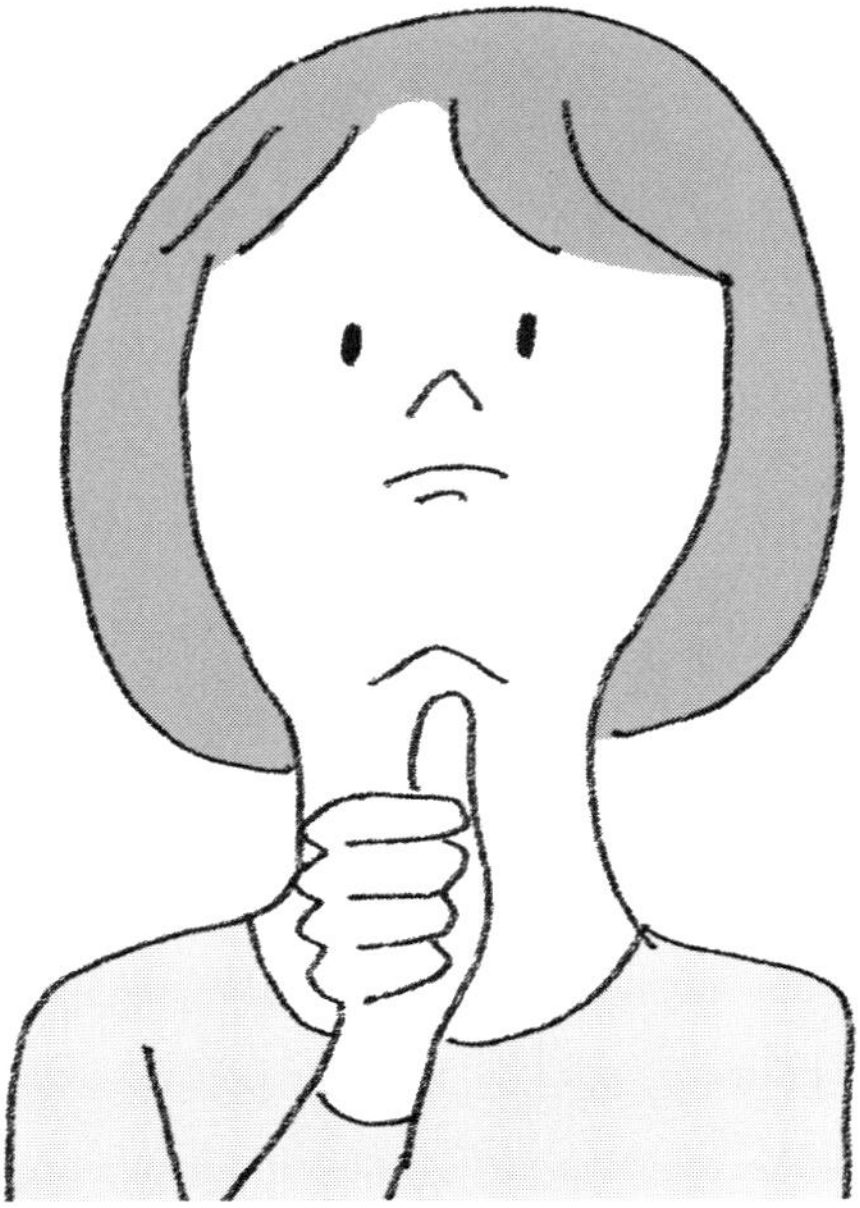

解決策

親指をあごの下に当てて、飲みこんだ瞬間に硬くなっているかを確認しましょう

理由2

女性はのど仏が小さいので
確認しにくい

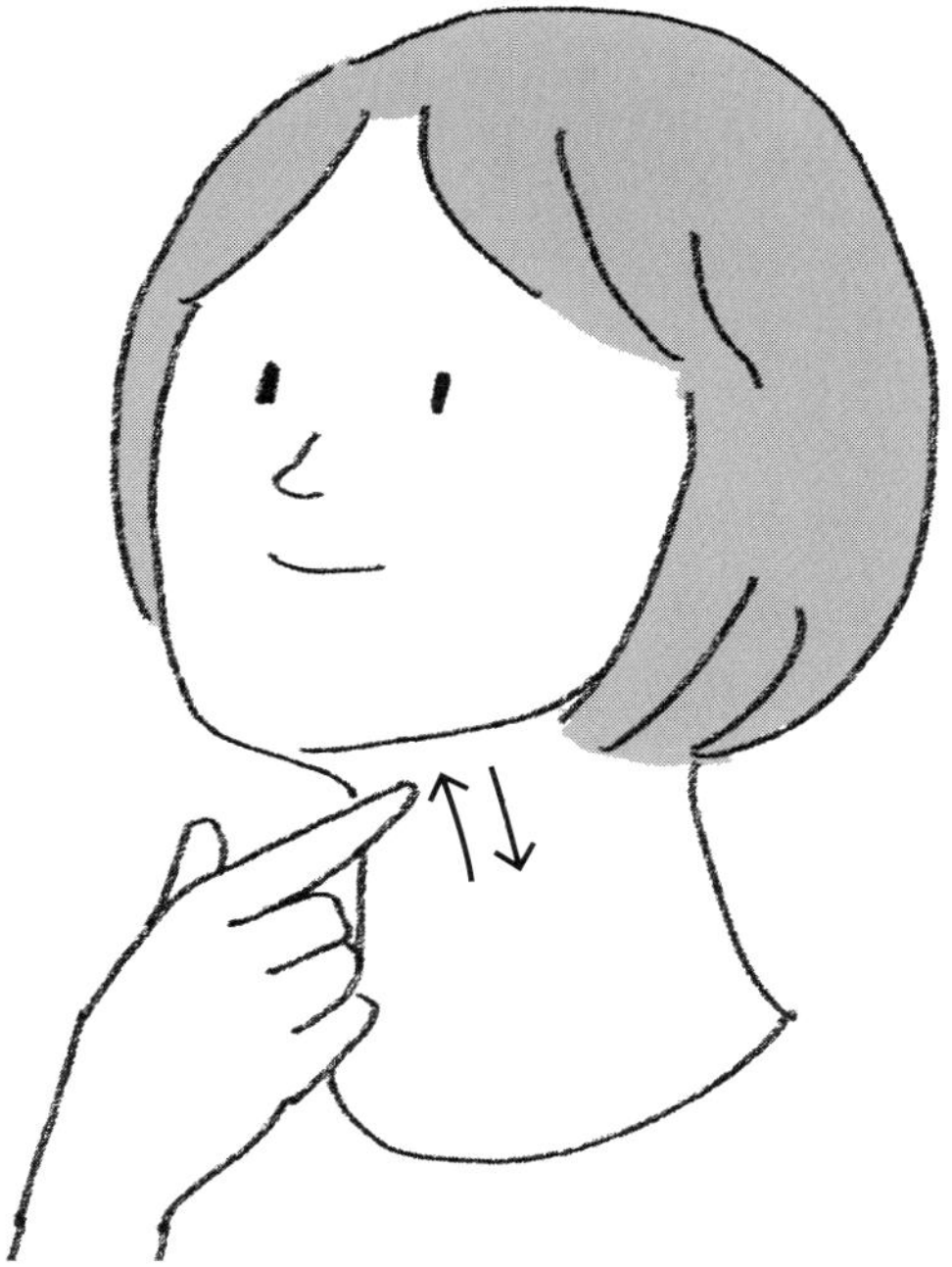

解決策

のど仏にこだわらずのど（喉頭）を動かして、その動きを感じましょう

コラム

のどが上がっている状態を確認する方法

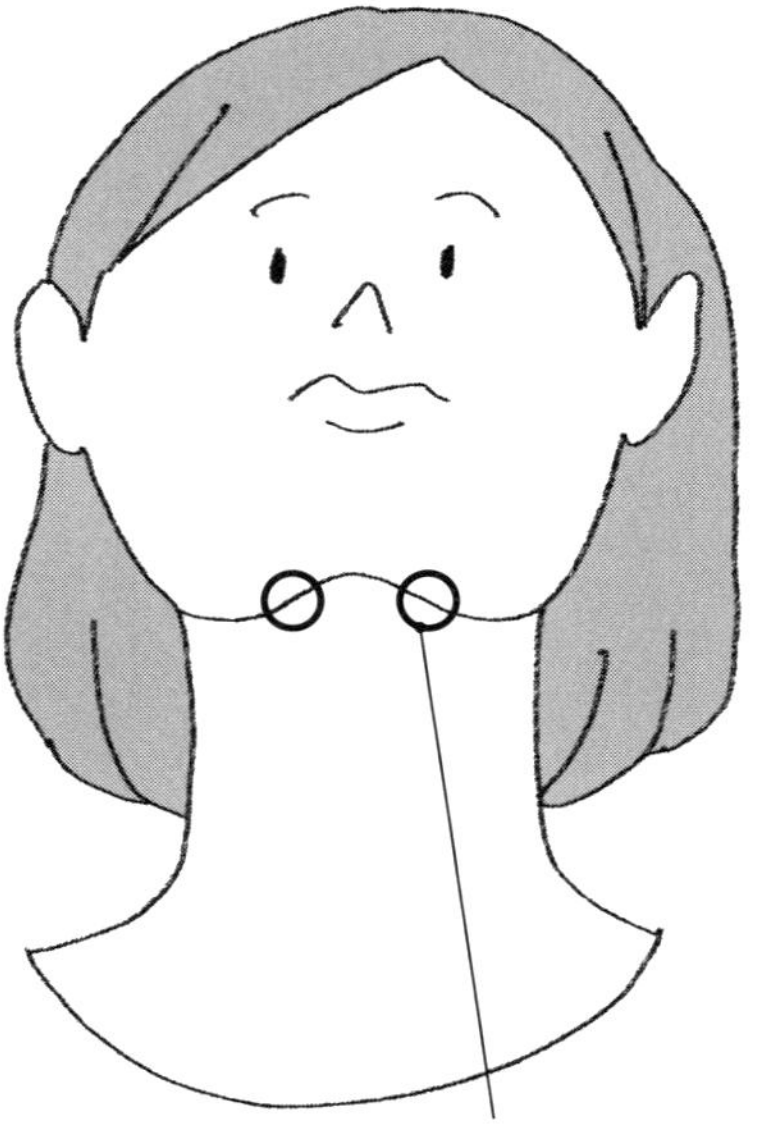
「ごっくん筋」（59ページ参照）が硬くなっているかチェック！

「ごっくん筋」の確かめ方

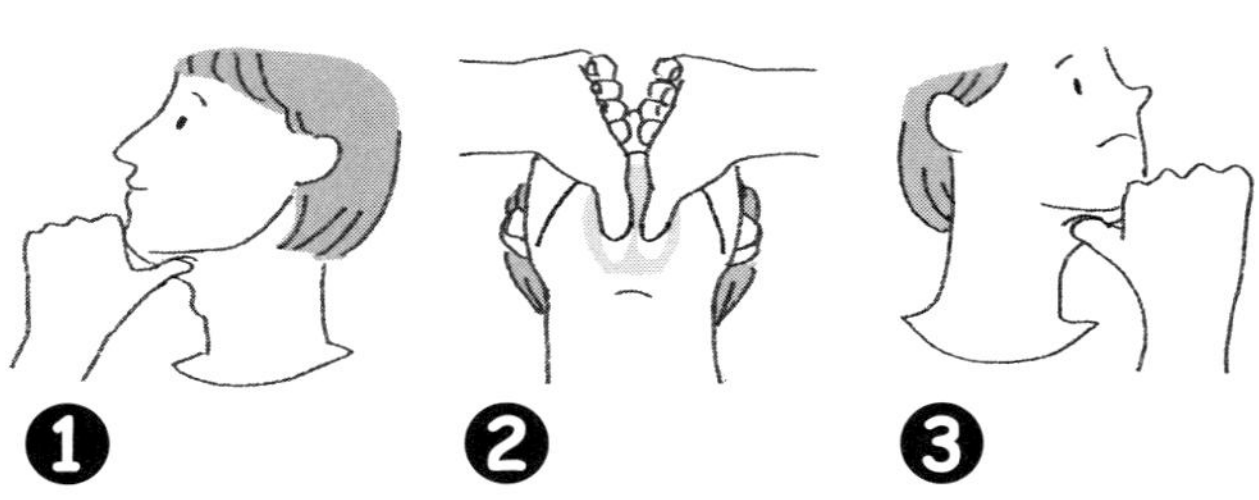

❶ 親指を当てるとあごの下が硬くなっている
❷ のどが上がっている間は呼吸できない
❸ 首筋をピンと張る

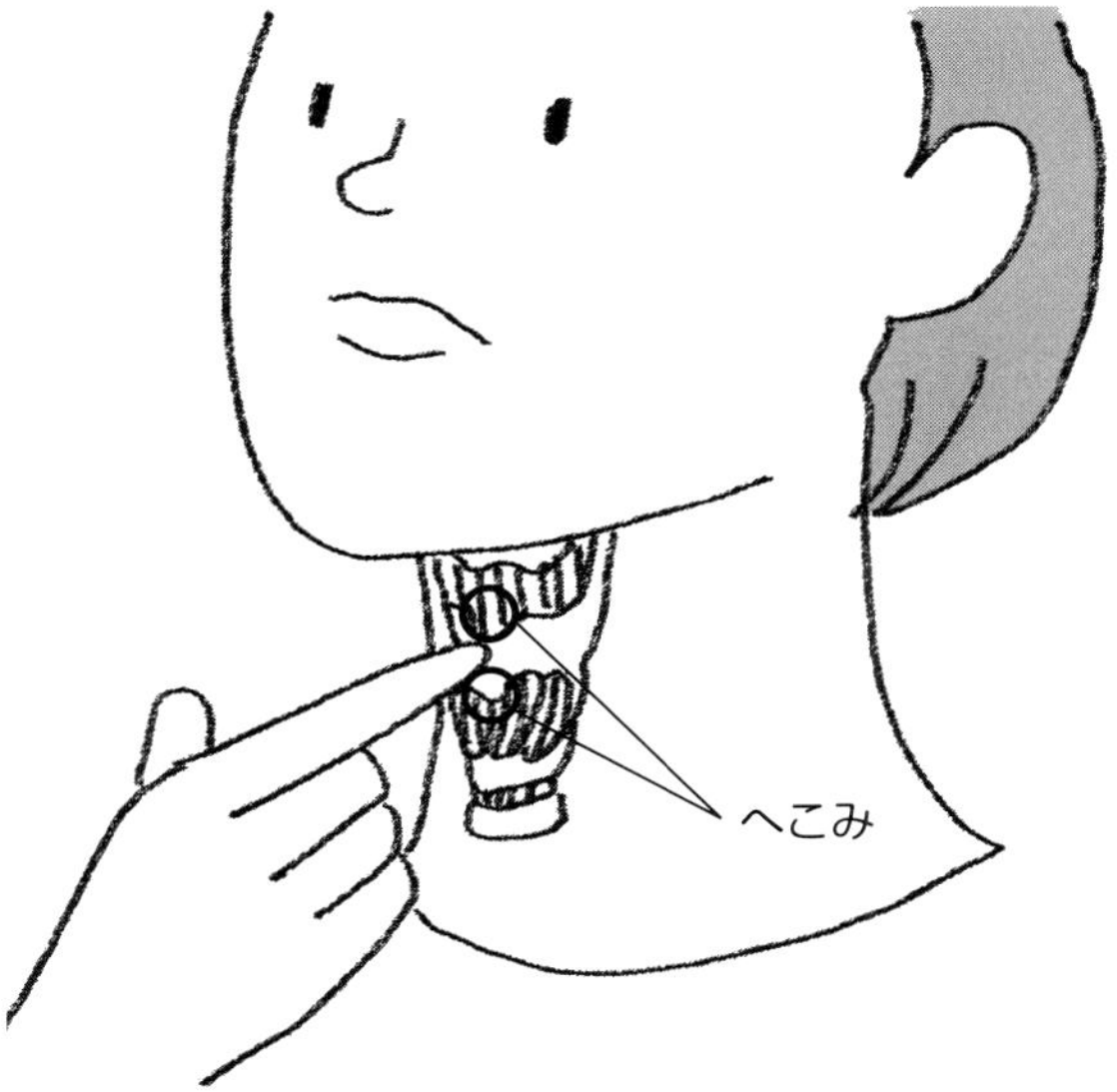

❹ のど仏やのどの「へこみ」が上へ動く

2

「吐き出し力」を鍛える 10秒の「息トレ」

誤嚥しても、しっかりと吐き出せれば誤嚥性肺炎にかかりません。高齢になると、「吐き出し力」も衰えて、誤嚥性肺炎にかかりやすい身体になっていきます。しかし、１回10秒の呼吸法を習得し、日々鍛えることで、「吐き出し力」は確実に上がっていくでしょう。

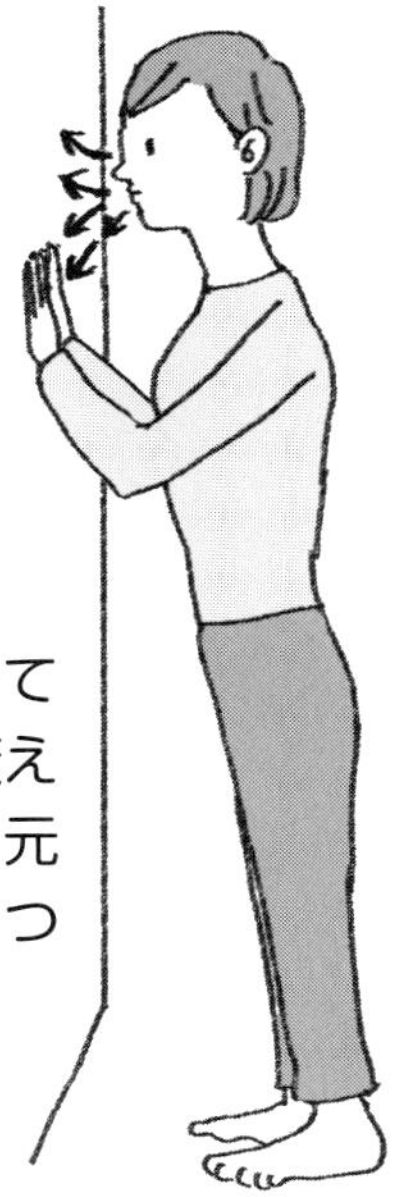

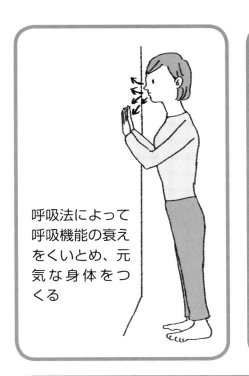

呼吸法によって
呼吸機能の衰え
をくいとめ、元
気な身体をつ
くる

「吐き出し力」を強化
し、誤嚥しても吐き出せ
るようにする

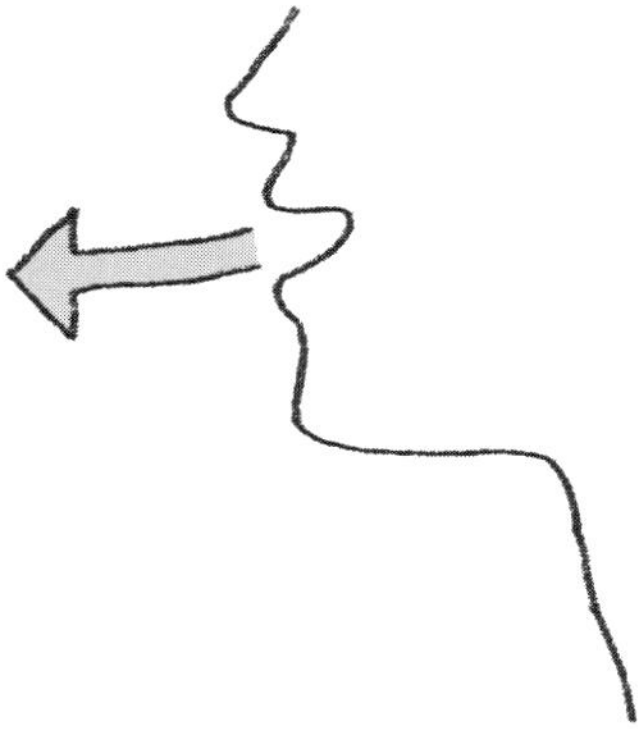

「吐き出し力」も鍛え
て、気管に入った異物
を追い出す

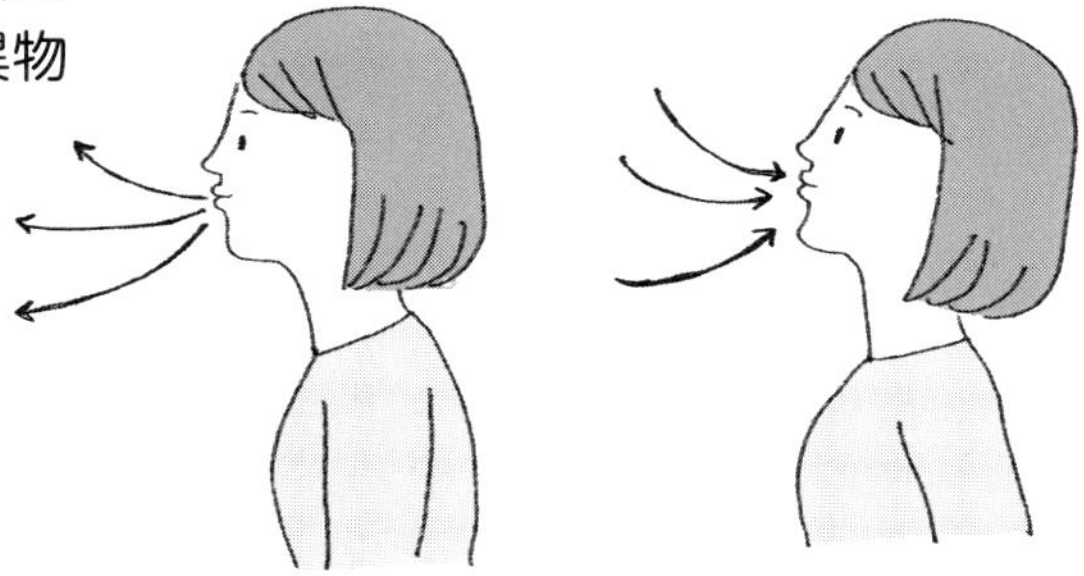

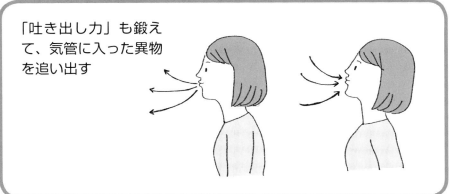

気管と肺の中はどうなっている？

「吐き出し力」を鍛えることも誤嚥性肺炎の防止につながる

誤嚥性肺炎は、「予防」できるにこしたことはありません。その予防のために、前節まで「飲みこみ力」を高める方法を中心に述べてきました。

「飲みこみ力」をトレーニングして高めれば、しっかりと喉頭が上下運動して、食べ物を食道に送りこみ、気管にふたをして、誤嚥を防げるようになります。

しかし、それでも何らかのきっかけで誤嚥するおそれはあります。

鼻と口で呼吸し、口から飲み物や食べ物を摂取する限り、のどの空間を、息と飲食物が通りますから、「飲みこみ力」を鍛えた人でも、誤嚥のおそれをゼロにすることはできないのです。

ということは、誤嚥した時、異物を外へ出せる「吐き出し力」を高めていくことも重要になってくるわけです。気管に空気以外の異物が入りかけた時、咳きこんで勢いよく息を吐き出すことで、異物を肺に到達させずに済みます。

くり返しますが、気管に異物が入る（入りかける）のを100パーセント防ぐのは困難です。特に高齢者の場合、呼吸機能がだんだん衰えてきますので、それだけ「吐き出し力」も低下していきます。

しかし「吐き出し力」を意識して鍛えることで、誤嚥したものを外へ出すことにつながるわけですから、これにもぜひ取り組んでいただきたいと思っています。

それでは、「吐き出し力」のトレーニングをするための予備知識として、気管や肺などの構造や機能を説明していきます。

ご存じの通り、呼吸とは、空気を吸って、肺の中に酸素を取り入れ、二酸化炭素と交換して外に吐き出すことです。

呼吸にかかわる器官を呼吸器といいます。鼻腔《びくう》から吸いこまれた空気は、のどの中、気管を通って肺に入り、逆のルートで身体の外に出ます。

肺に空気を吸いこんだり、吐き出したりするには、胸郭（＋肋間筋《ろっかんきん》）と横隔膜を用います。肋間筋で胸郭を広げたり縮めたり（胸式呼吸）、横隔膜を下げたり上げたり（腹式呼吸）して、肺の容積を広げたり狭めたりします。その圧力によって、空気が吸いこまれたり吐き出されたりしているのです。

呼吸は普段、無意識に行っていますが、自分で意識して呼吸の仕方やスピードをコントロールすることも可能です。

誤嚥したものを気管から吐き出す動作も、呼吸と同じように、反射的に行っています（咳嗽反射）。

反射機能は、生命維持に重要な反応なので、介護が必要なくらい体力が落ちない限り、衰えにくいものです。

また、反射機能そのものをリハビリや薬で回復させることも容易ではありません。ですから、吐き出す動作をしっかりとできるように、呼吸動作そのものを鍛えておくのが重要なのです。

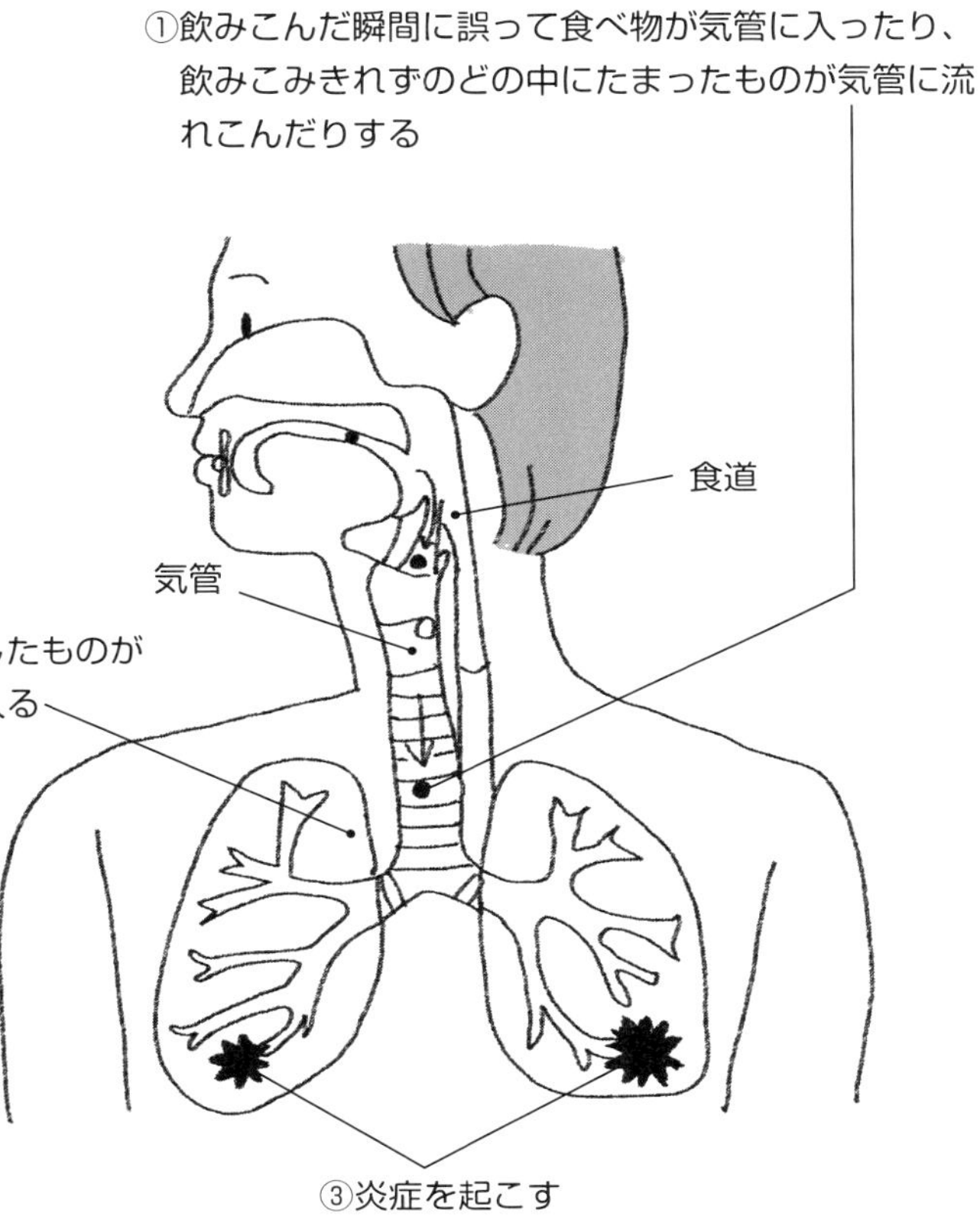

食べ物や唾液が胃につながる食道を通らずに誤って肺につながる気管に入ってしまうことで炎症が起こる

＝

誤嚥性肺炎

気管や肺に入った異物はこうして外に吐き出される

咳は、自分の身体を異物の侵入から守る生体防御反応

改めて、気管や肺などに入った異物を吐き出す「咳」について説明していきましょう。咳は、人間が自分の身体を守るために行う「生体防御反応」の一つです。

誤嚥した時、あるいはホコリや煙、風邪のウイルスといった「異物」が「気管」に入ってきた時、人間の身体は「咳」という動作で、異物を体外に強制的に排除しようとします。「気管」とは、呼吸する時の空気の通り道の総称です。

咳が出る仕組みは、次のようになっています。

口などから異物が体内に入った時、のどの中、気管、気管支などの粘膜表面にある

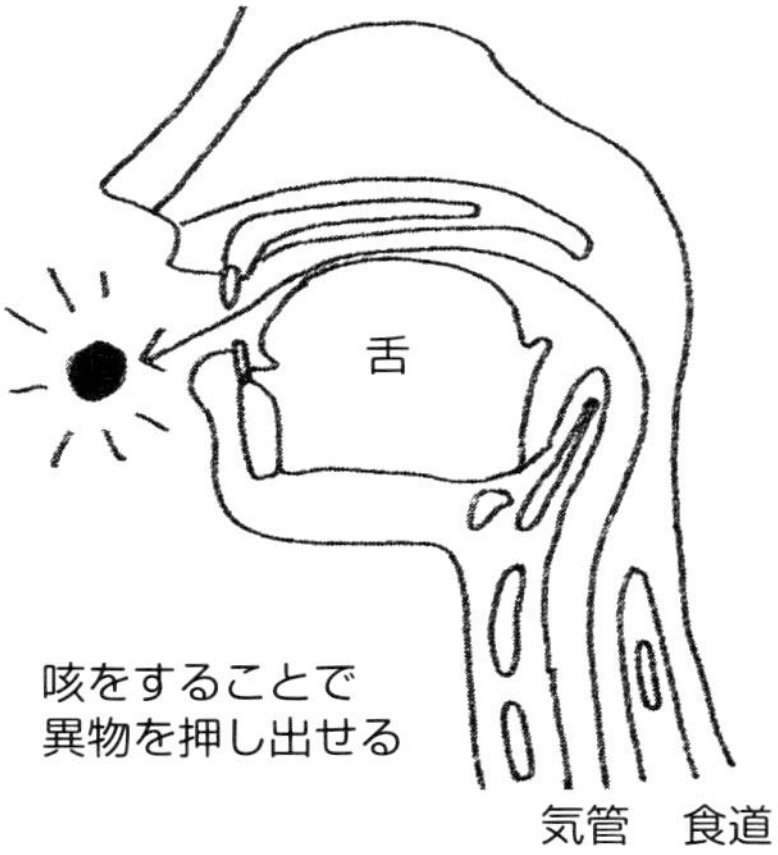

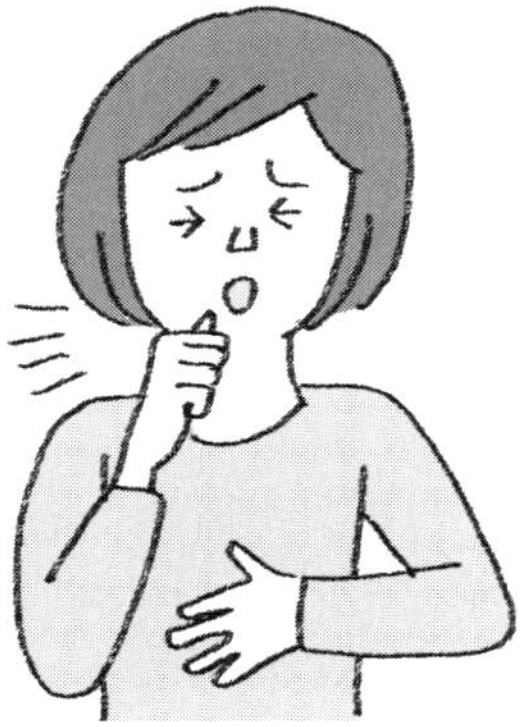

センサーがそれを感じ取ります。センサーがキャッチした刺激が脳に伝わると、横隔膜や肋間筋など、呼吸に用いる筋肉に指令が送られます。その指令によって筋肉が激しく動き、咳が起こるわけです。

咳をすると、勢いよく息を吐き出しますから、その異物は身体の外に追い出されてしまいます。その結果、私たちの身体が守られるという仕組みです。

ところが高齢になると、筋力が衰えたり、センサーの感度が下がったりして、「吐き出し力」が低下してしまいます。これを呼吸のトレーニングで回復していく方法をこのあと説明していきます。

10秒の

息トレ1 ▶ 胸式呼吸

大きく胸を広げて、呼吸をする

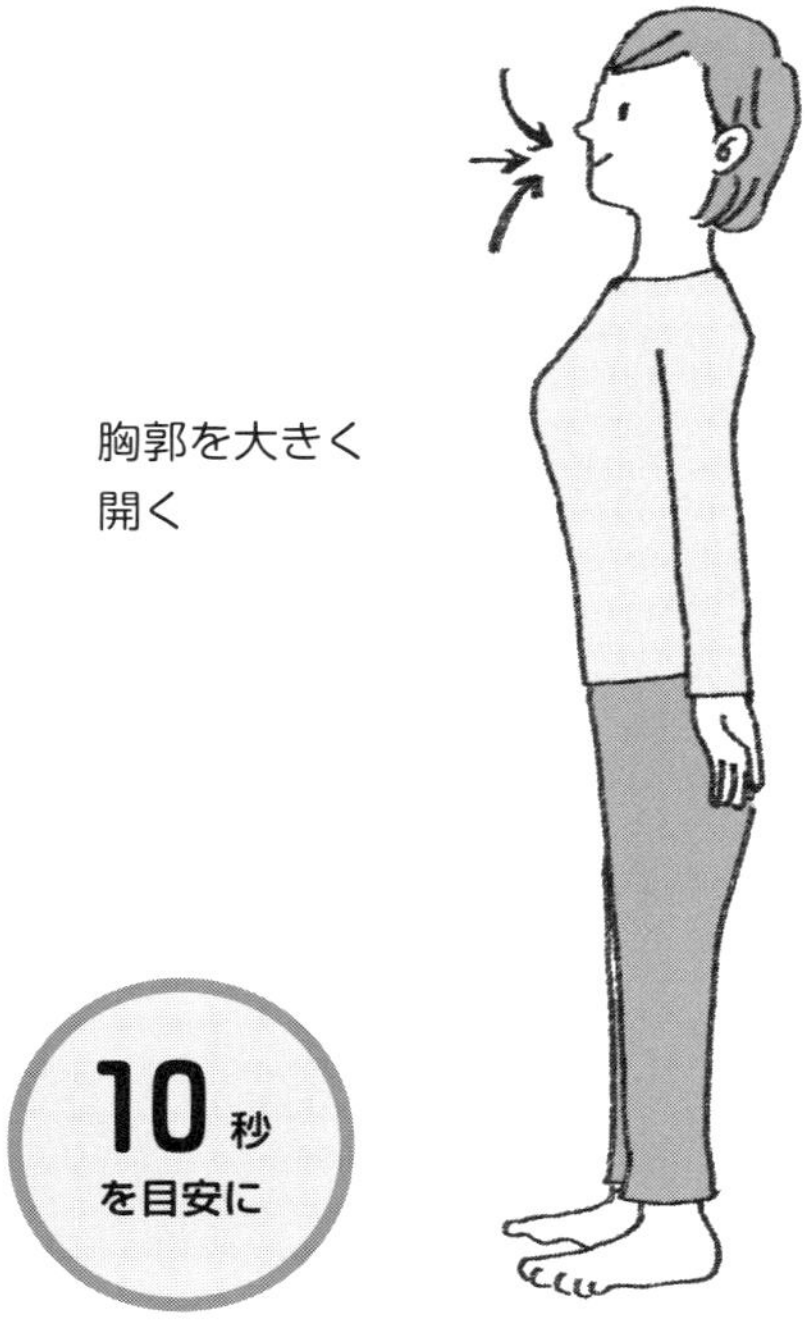

1 鼻から空気を肺に取りこむ

胸全体を大きく広げるようなイメージで、鼻からゆっくりと空気を吸いこみます。胸にしっかりと空気をためたあと、今度は口からゆっくりと吐いていきます。この時、胸を徐々に縮めるようなつもりで息を吐きます。

2 口から大きく息を吐く

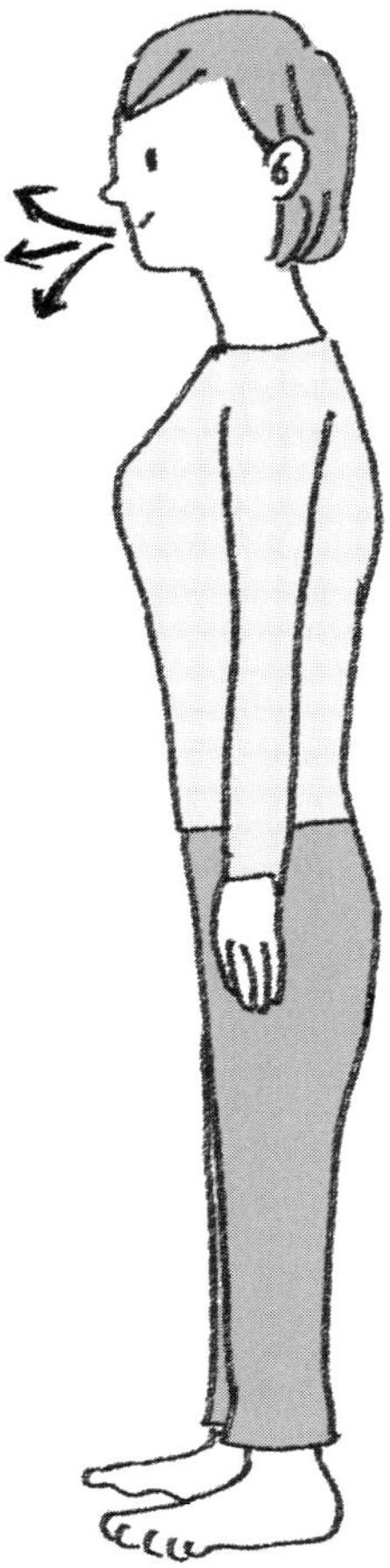

10秒を目安に

スピードを上げ力強く行うと異物吐きトレーニングにもなる

10秒の

息トレ2 腹式呼吸

腹筋に力を入れて、お腹で呼吸

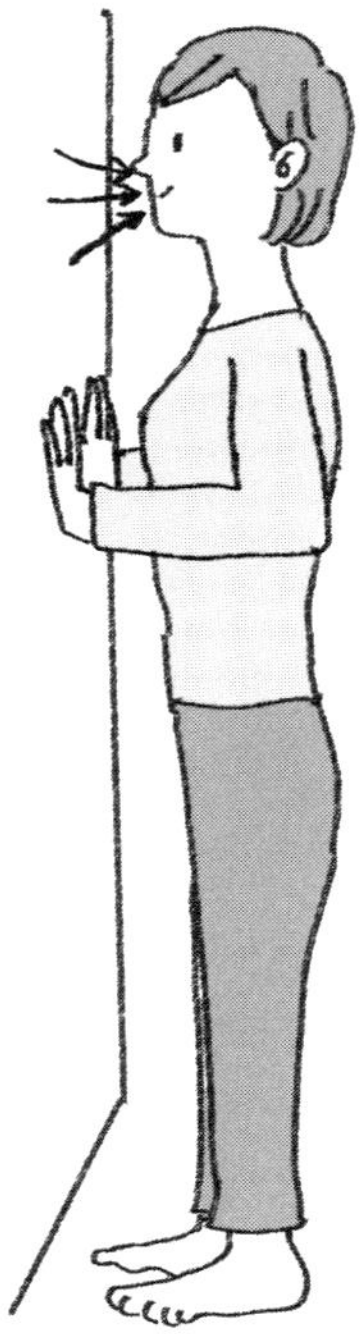

10秒を目安に

1 鼻からお腹まで深く空気を吸いこむ

腹式呼吸は壁の前で行います。ひじを90度に曲げて軽く壁に手を置き、直立姿勢で鼻から息を吸いこみます。吐く時は、やや前かがみになって壁を押しながら、「フッ」「フッ」「フッ」と、口から小刻みに息を吐きます。

2 壁を押しつけながら強く息を吐く

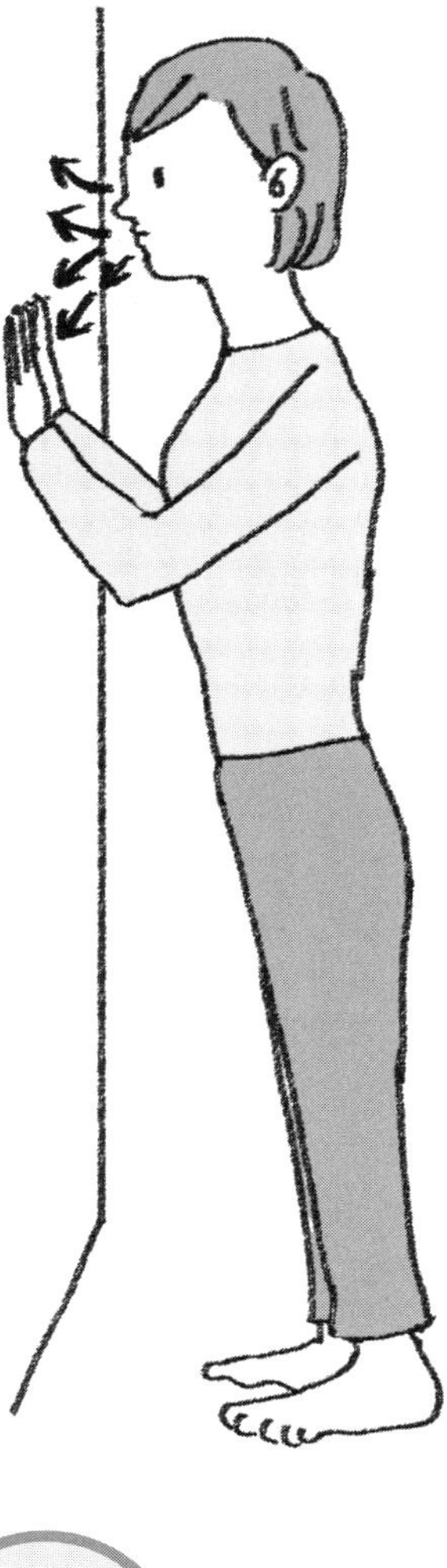

10秒を目安に

1～2の動作を1日に2～3セット行う

10秒の

息トレ3 ドッグブレス

犬がするような呼吸で、「吐き出し力」を鍛える

10秒を目安に

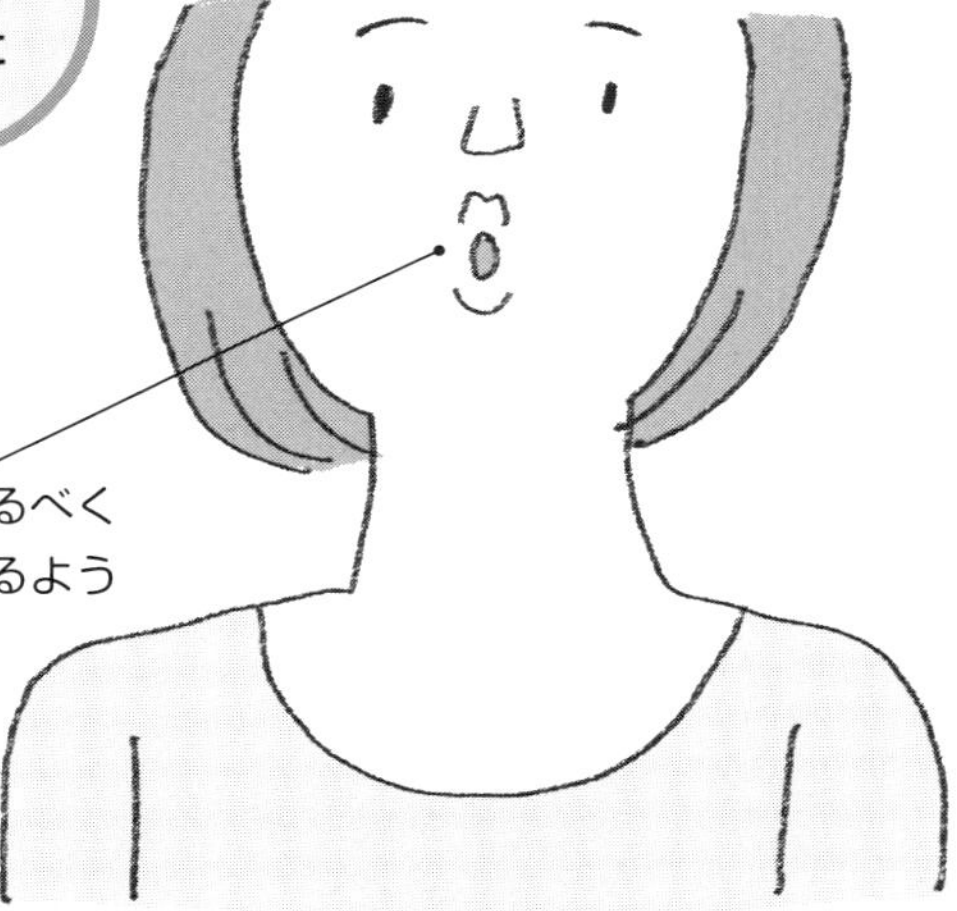

1 短く小刻みに息を吐く

犬が走り回ったあと、小刻みに「ハッ、ハッ、ハッ」と呼吸しているのをご覧になったことがあるでしょう。この呼吸の真似をすると、腹筋などに負荷がかかり、呼吸のパワーが上がります。力強く呼吸できれば、「吐き出し力」もアップします。

2
お腹を使うことを意識し 息を吐いて、吸うをくり返す

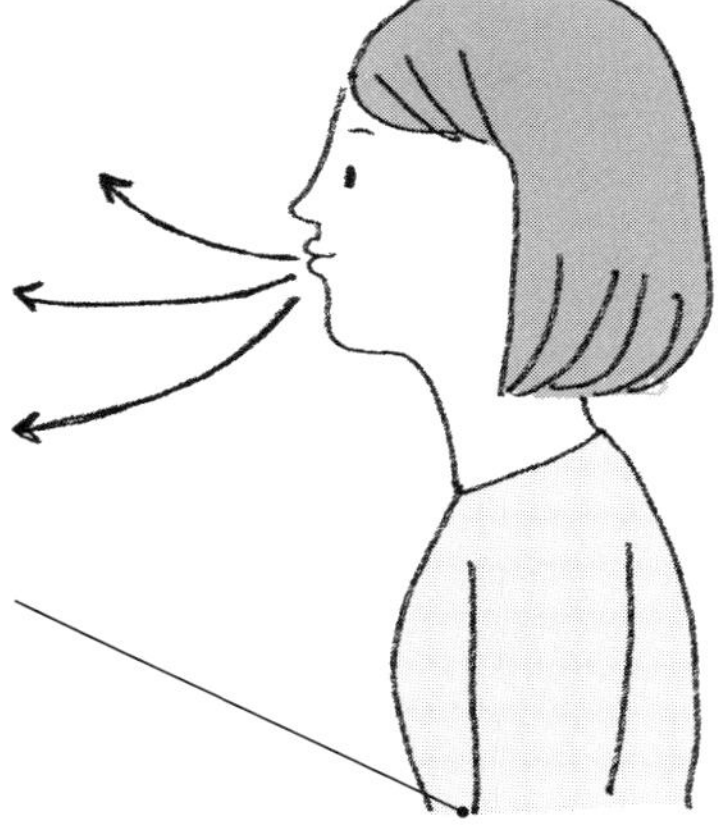
お腹に力を入れて一気に力強く息を吐く

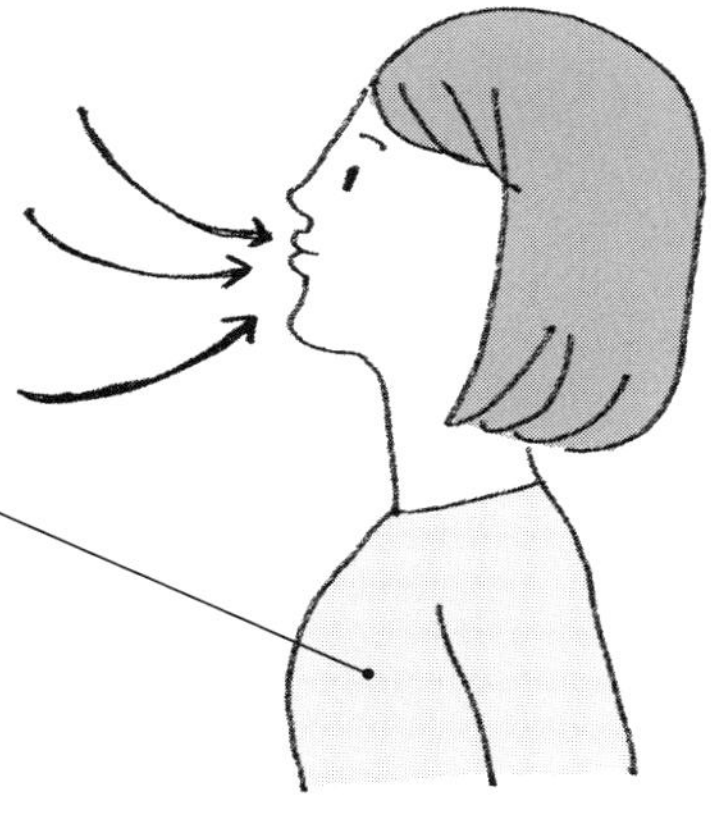
息を吐ききった勢いで力強くしっかり吸う

10秒を目安に

吐き出す息の強さは、自分の手のひらを顔の前に置き、手のひらに息が当たる程度で

PART 2 ▶▶▶ まとめ

- 「飲みこみ力」を鍛えて誤嚥性肺炎を予防する。
- 食べ物はのど（喉頭）を上に動かして、のどの中から食道に送りこまれる。
- のど（喉頭）は上がることで、食べ物を食道に送りこむポンプの役割と気管の入り口にふたをする役割を同時に行っている。
- 正しい飲みこみ方を覚えることが「のどトレ」の第一歩。
- 何か飲みこんでいる時に、首の前を触り続け、飲みこむ動作を意識化する。
- のど（喉頭）を意識的に動かすコツを、自分なりに体得することが重要。
- 「ごっくん筋」を鍛えて「飲みこみ力」を高める。
- 気管に入った食べ物や飲み物（異物）を吐き出せるように、「吐き出し力」を高めることが大切。
- 咳が出るのは自分の身体を守る「生体防御反応」である。
- 大きく胸を広げる「胸式呼吸」をマスターする。
- 「腹式呼吸」を行い、呼吸機能を高める。
- 「ドッグブレス」で腹筋に負荷をかけ、力強く呼吸できるようにする。

PART 3

毎日の生活でも
誤嚥性肺炎を防ぐ

誤解されがちな対策①

予防接種は効果があるのか?

原因菌がさまざまある誤嚥性肺炎にワクチンは効かない

PART3では、誤嚥性肺炎を予防するための知識や、日常的に行うと、予防や体調管理にもプラスになる情報を紹介していきましょう。

誤嚥性肺炎は、肺炎の一種であることから、「予防接種で防ぐことはできないか」と尋ねられることがあります。肺炎の予防接種でよく知られているのは、肺炎球菌を予防するワクチンです。

このワクチンは、当然、肺炎球菌を原因とする肺炎の予防には効果があります。肺炎の原因の約3割は肺炎球菌ですから、全体の約3割の肺炎に対しては、ある程度の

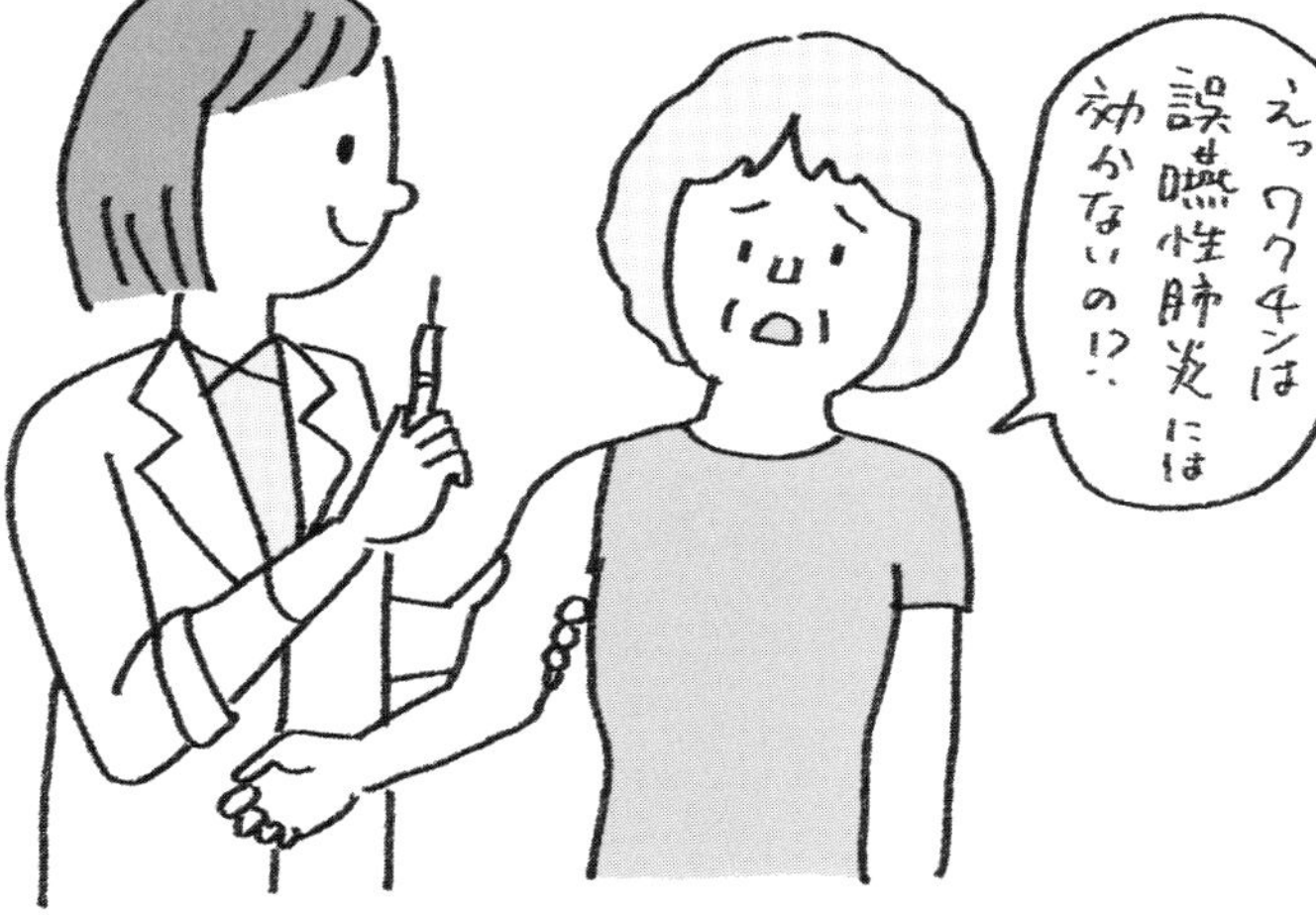

効果を期待することができます。
しかし、残り約7割の肺炎は、肺炎球菌以外の別の細菌が原因ですので、それらには残念ながら効果がありません。
また、誤嚥性肺炎の原因菌は、複数の細菌であることが多く肺炎球菌だけが感染していることは少ないので、肺炎球菌ワクチンで防ぐことができないことが多いのです。
それよりも、本書で紹介してきたように、のどを鍛えて「飲みこみ力・吐き出し力」を高めていく方法がベストです。そうして誤嚥性肺炎の予備軍から脱却するのが、いちばんの予防法といえるでしょう。

誤解されがちな対策②

口の中をきれいにするのは有効？

○口の中をきれいにすることは大切。しかし、誤嚥自体の予防にはならない

誤嚥性肺炎を予防するためには、口腔ケアに力を入れ、口の中をきれいにすることが大切と考える専門家がいます。これは、寝ている時に歯垢を含んだ唾液が気管に流れこむことを踏まえ、唾液をきれいにしておくことが大切と考えるからです。

もちろん、口の中が汚れた状態でいるよりは、きれいにしておいたほうが誤嚥性肺炎が起こりにくいのは間違いありません。1日1回はしっかりと磨く、食後は10～20分経ってから磨く、歯ブラシを上手に当てて、歯と歯茎の間をよく磨く、といったことは、日頃から心がけておくべきでしょう。

しかしながら、嚥下障害（「飲みこみ力」がかなり弱くなった状態）になっていなければ、寝ている時に唾液が気管の中に流れこむことはありません。いくら寝ているからといっても、生命維持に重要な咳嗽反射や嚥下反射が起こらなくなることは、健常人ではないからです。夜間に唾液が気管に流れこんでも咳が出ないのは、体力がかなり弱くなった介護を受けている人やほぼ寝たきりの人がほとんどです。

ですから、日常生活を普通に送っている人が、数日歯を磨かなかったからといって、誤嚥性肺炎にかかるわけではありません。つまり、口の中が汚くなっても、誤嚥をしない「飲みこみ力」を維持できれば肺炎にはかからないのです。

防がなければいけないのは、あくまでも「誤嚥」そのものです。誤嚥を防ぐには、反射機能を衰えさせないように、体力を維持することも必要ですが、まず、重要なのは、嚥下反射が起これば、しっかりと動くのど（喉頭）にしておくことです。

老化で嚥下機能が弱くなる最初の兆候は、のどの中に唾液がたまることです。これは、嚥下反射が起こっても、のどがしっかりと動かないから起こる現象です。それゆえ、のどがしっかりと動かせるようにすれば、寝ている間にのどの中に唾液がたまりにくくなります。ですから、普段から意識的にのどを動かすことが重要なのです。

誤解されがちな対策③

抗生剤で誤嚥性肺炎は治る？

最初はよく効く抗生剤も、繰り返しの使用で効果が薄れていく

肺炎の治療薬といえば、「抗生剤」を思い浮かべる人も多いでしょう。たとえ肺炎になっても、抗生剤さえ投与すれば治ると思っている方も少なくありません。

確かに最初は効果があります。しかし、誤嚥性肺炎は誤嚥を重ねるたびに何度も繰り返すことが多い病気です。そのたびに抗生剤を投与していたら、通常はだんだん効かなくなってしまいます。

効かなくなる理由はいくつかあります。

肺炎を何度も繰り返すことで、そもそも患者さんご自身の抵抗力がだんだん下がっ

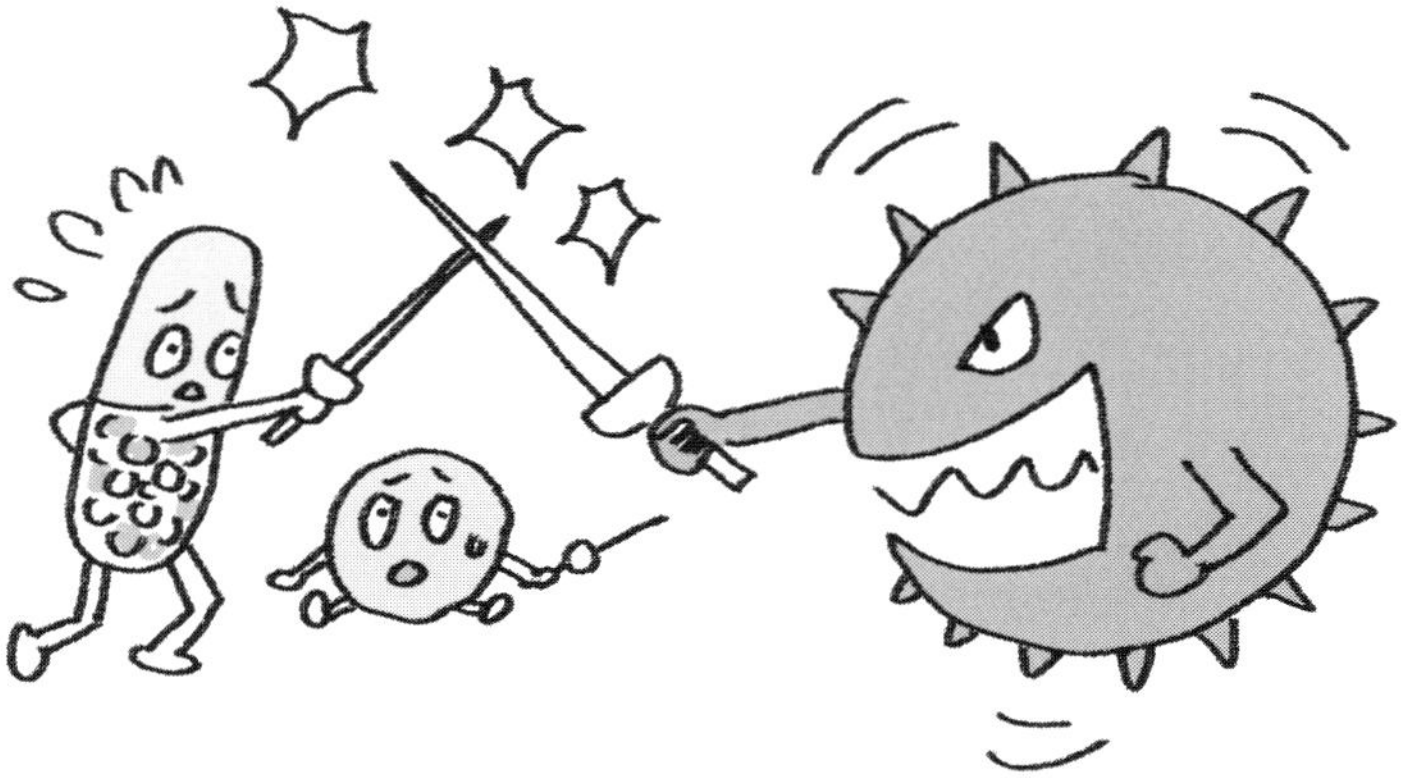

ていきます。身体の抵抗力が弱まると、いくらいい薬を使っても、どうしても回復しにくくなってしまうものです。

肺炎を何度も繰り返すということは、肺の中に何度も何度も炎症を起こすということです。炎症を繰り返すうちに、肺の組織の「繊維化」が進みます。組織が繊維化すると、肺そのものが感染に弱くなっていきます。

抗生剤を使っているうちに、抗生剤が効きにくい細菌が出てきます。抗生剤と闘っているうちに、細菌自体が抵抗力を強めてしまうのです。抵抗力が強くなった、いわゆる「耐性菌」には、抗生剤は効かなくなります。

普段から声を出す

しゃべったり歌ったりしてのどを使えば、だんだんのどが鍛えられていく

誤嚥性肺炎の予防に、直接的に大きな効果があるとまではいえませんが、普段からよく「声を出す」ようにすることも、広い意味では効果があります。

声を出す時に使う声帯は喉頭の中にあり、これをよく使うということは、のどの周辺の筋肉を使うということです。ですから、歌を歌うのは、長い目で見れば、「飲みこみ力」の強化につながります。日頃からボイストレーニングを行っているひとは、のどの機能が鍛えられているので、「飲みこみ力」が落ちにくいといわれています。

声を出す方法の一つとして「カラオケ」を楽しむのもいいでしょう。カラオケを一

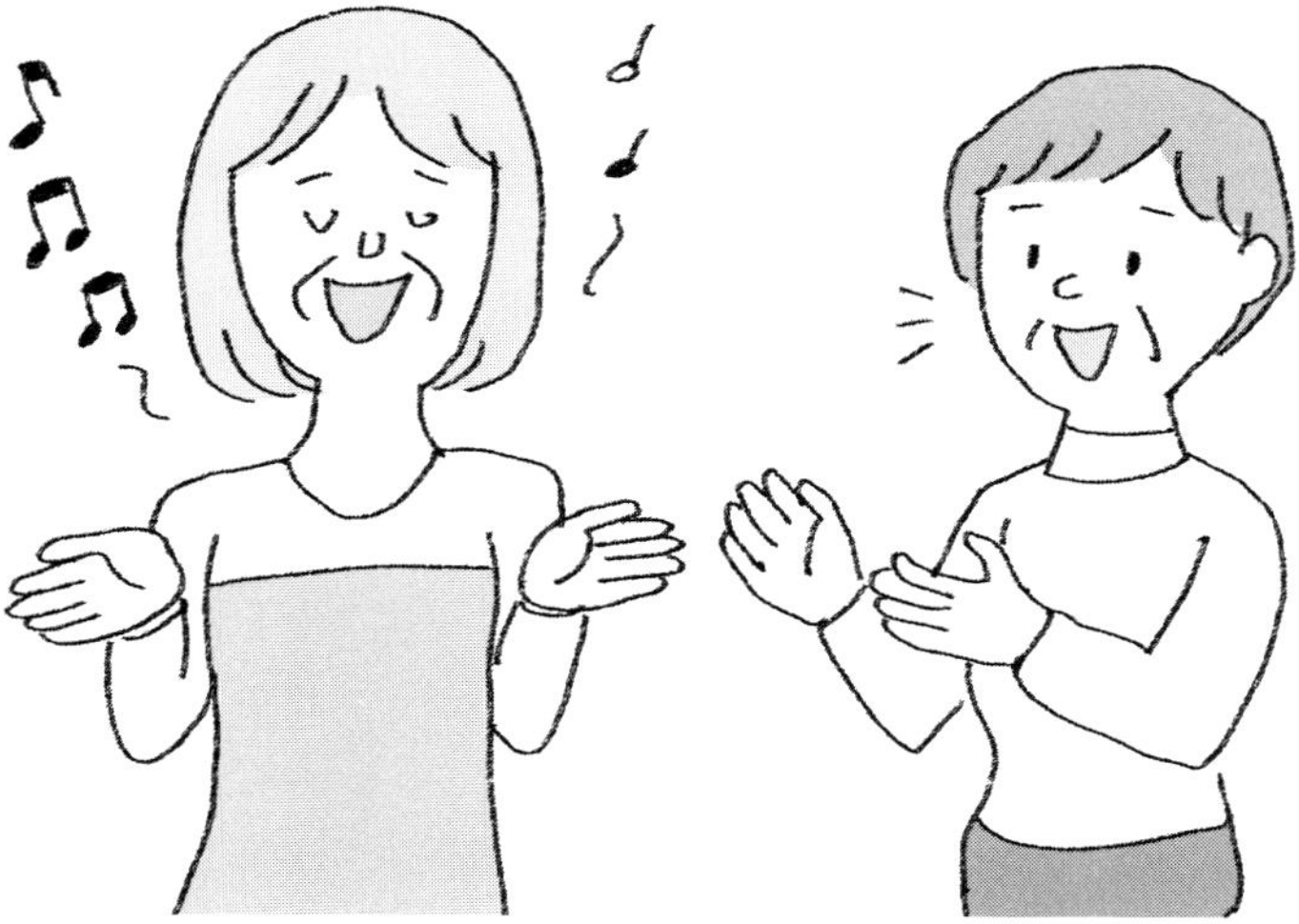

生懸命に歌っていると、それだけで力強い呼吸をしていることにもなります。
おすすめなのは、あなたが好きな歌を歌うことです。無理に高い声を出す必要はありません。高い声を出すと確かにのどの位置は上がります。しかしそれは舌の位置を上げてのどの空間を狭めているだけなので「ごっくん筋」を鍛える効果は低いのです。また無理して声を出すと声帯を痛めるおそれがあります。ですから楽しむ程度に歌うのがよいのです。
とにかくしゃべったり歌ったりしていたら、脳も使いますし、ストレスの発散にもなりますから、それもまた健康にいいといえるでしょう。

薬をしっかり飲みこむ

大きな錠剤は、割って飲んだり、ゼリーと一緒に飲んだりする

「飲みこみ力」が衰えて、誤嚥が心配になっている方の中には、他にも病気があって、薬を何錠も飲んでいる方もおられるでしょう。

「飲みこみ力」が低下していると、その錠剤を飲むことも辛くなっていないでしょうか。そもそも錠剤は硬いうえ、のどの粘膜に張りついてしまうこともあり、飲むのが苦手な方はたくさんいらっしゃいます。

一口に錠剤といっても、その大きさはまちまちです。通常、医者は、患者さんの「飲みこみ力」の低下まで考慮して処方するわけではありません。その病気に最も効

く薬を選ぶはずです。その結果、飲みにくい大きな錠剤に苦しむひとが出てきます。

大きな錠剤が飲みにくかったら、錠剤を割るという方法もあります。錠剤を割るためのカッターもあるのでご利用ください。ただし割ってはいけない薬もあるので、薬剤師に事前の確認が必要です。

錠剤をオブラートに包んで水にひたすと、表面にとろみがついて飲みやすくなります。とろみということでは、錠剤を飲むためのゼリーもありますので、ぜひお試しください。

意外と多いのが、1錠ずつ薬を押し出して飲むPTP包装の薬を、ハサミで1錠分ずつ切り分けておいたひとが、うっかり包装ごと飲んでしまう事故です。硬い角でのどや食道の粘膜が切れて、かなり痛みをともなうケガになることもあります。PTP包装は切り分けないでください。そうすれば間違って包装ごと飲むことはありません。

錠剤を服用する時は「適量の水」で飲みましょう。水が少ないと、食道まで流れずにのどに張りついてしまうことがあります。

場合によっては、薬を誤嚥してしまうおそれもあるでしょう。そうならないように、日頃から正しい飲みこみ方を練習しておきましょう。

唾液を出しやすくする

唾液はさまざまな役割を担う超多機能物質

唾液にはさまざまな役割があります。例えば唾液中の酵素・アミラーゼには、炭水化物を分解して消化する働きがありますし、唾液があることで口腔内は清潔に保たれます。何か食べた時、食べ物と混じって飲みこみやすくする働きもあります。

食べ物に含まれる「味を感じさせる物質」を、舌にある「味蕾《みらい》」という「味を感じる部分」に届けて触れさせるのも唾液の役目です。唾液に含まれる酵素のリゾチームや粘性物質のムチンは、細菌の感染を防ぎ、さらに唾液には歯の再石灰化作用があり、口腔内のpHを維持しながら、虫歯も予防しているのです。

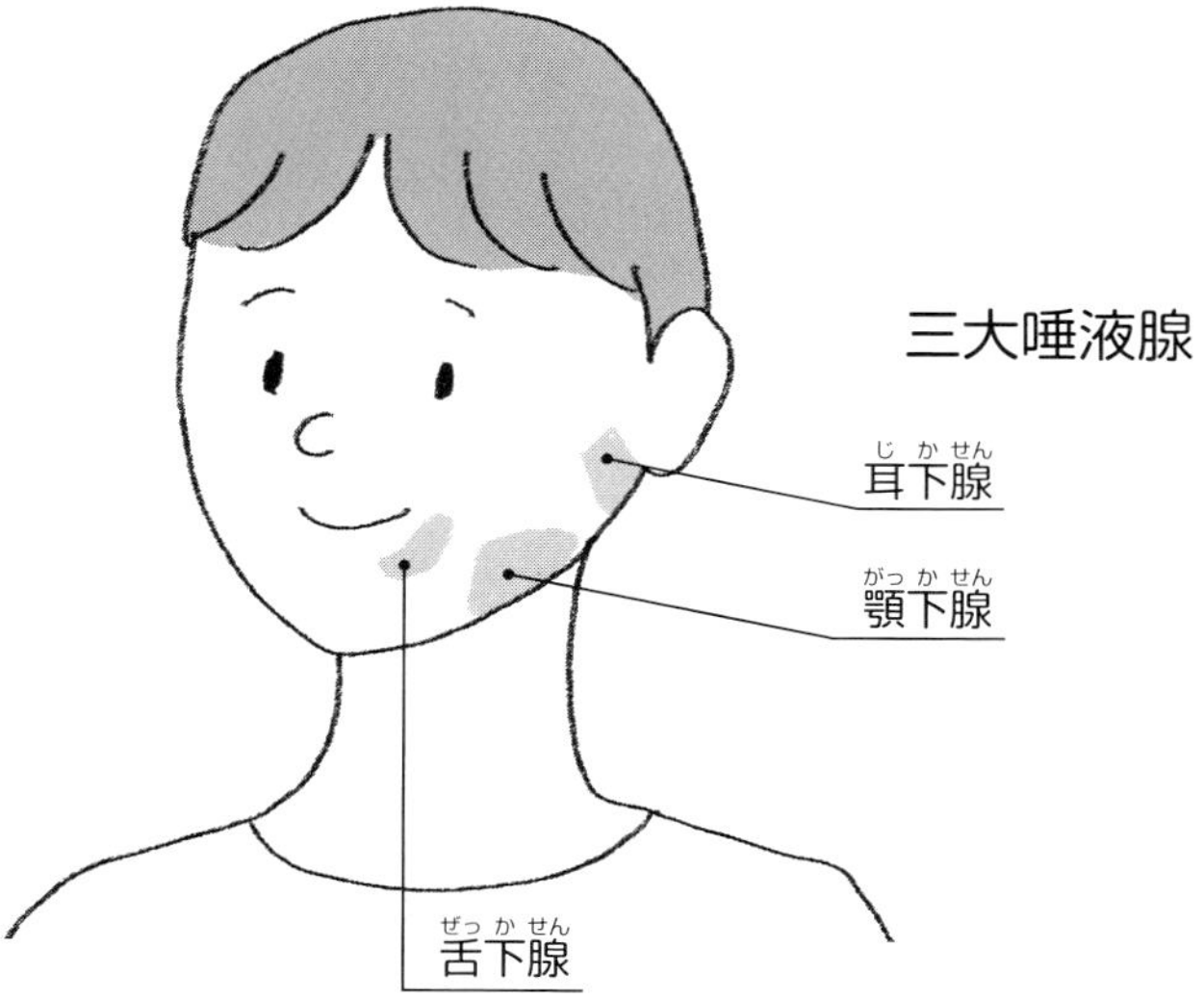

これだけ多くの役割を果たしてくれるのですから、口腔内に常に適量の唾液があることが望ましいといえます。

口の中が渇《かわ》き気味になったら、唾液を出しやすくして、口腔内を適度にうるおすことが大切です。いちばん単純な方法は、酸っぱい食べ物や、美味しい食べ物を頭に思い浮かべることです。あとは、顔の両サイドにある唾液腺をもむと、唾液の分泌が促されます。

唾液の分泌は自律神経がコントロールするため、自分の意思では増やせませんが、これらの方法を使えば、唾液を出しやすくできるでしょう。

栄養をしっかり摂る

高齢者こそバランスのいい食事を心がけ、健康な身体づくりを目指そう

もちろん個人差はありますが、高齢になると、食への意欲がだんだん薄れていく人も多いようです。台所に立つのがおっくうになり、ついスーパーマーケットの出来合いのものだけで済ませるなどしているうちに、徐々に栄養不足になっていく高齢者が増えています。なかには「飲みこみ力」が衰えて、食事中にむせやすくなり、なかなか食が進まなくなったひともいるでしょう。

だからといって、毎日の食事を粗食で済ませたり、品数が非常に少なかったりすると、さらに栄養不足が深刻化してしまいます。栄養が足りないと、老化が促され、筋

肉や骨や血管がもろくなり、身体が痩せていったり、果ては認知症を引き起こしたりしかねません。

高齢者こそ、バランスよくしっかりと栄養を摂る必要があるのです。高齢になったからといって、栄養が必要なくなることはありません。たんぱく質、脂肪、炭水化物などをしっかり摂って、健康な身体づくりをしていきましょう。

「飲みこみ力」が回復したら、むせる心配がなくなり、ご飯はもっと美味しく食べられるようになります。それを楽しみにトレーニングに励んでいただきたいものです。

理想の献立は、「定食スタイル」。主食のご飯、主菜の焼き魚、副菜の煮物とおひたし、汁物の味噌汁が並べば、それだけで栄養バランスは非常によくなります。さらに味噌汁を具だくさんにするなどして、食材の種類をできるだけ多く摂ることが大切です。いつも朝食に、パンとコーヒーだけとか、ご飯と味噌汁だけ食べていたなら、パンにはサラダをつけるとか、ご飯に生卵と納豆をつけるなど、品数を増やすことを検討してください。食事を楽しみながら、バランスよく栄養を摂り、さらに上のレベルの健康を手に入れましょう。

姿勢をよくする

よい座り方をすればむせにくくなり、まっすぐに立てば体幹が鍛えられる

「飲みこみ力」や「吐き出し力」の強化に加えて、「むせにくい姿勢」を身につけることも大事です。椅子に座って食事をする場合、背筋をまっすぐに伸ばし、床に対して上半身は垂直に、足の裏がつく程度の高さの椅子を選び、座った時のひざの曲がり方は90度になるのが理想です。

反対に猫背の状態で顔を正面に向けると、あごが上がった状態になります。あごを少し引いたほうがのどが上がりやすくなりますから、あごが上がると、それだけで「むせやすい姿勢」になります。姿勢をよくすることも誤嚥を防ぐ一つの方法なの

むせにくい姿勢

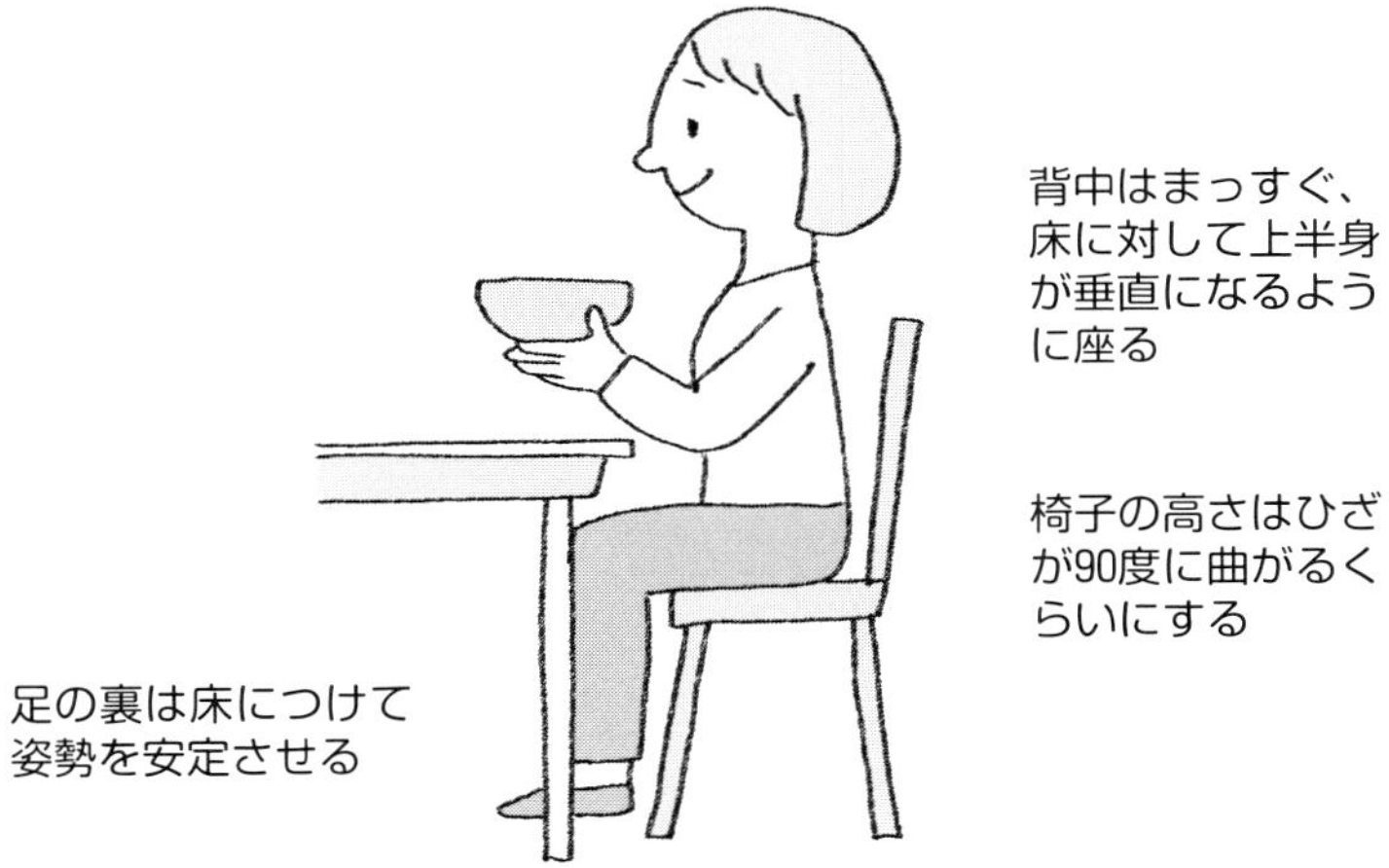
背中はまっすぐ、床に対して上半身が垂直になるように座る
椅子の高さはひざが90度に曲がるくらいにする
足の裏は床につけて姿勢を安定させる

です。

立ち方も大事です。頭の頂点から、まっすぐに硬い芯が身体を貫いているのをイメージしてください。それだけでお腹、背中、お尻に力が入り、よい立ち姿になります。正しい立ち方をすることで体幹も鍛えられ、全身のトレーニングになります。

立ち方のポイントは６つ。①あごを引く、②胸を張って開く、③背筋を伸ばす、④腰は反り過ぎない、⑤へその下に軽く力を入れる、⑥重心が正しい位置にある。

これらに気をつけて、普段から姿勢をよくするよう心がけましょう。

むせにくい食べ方を理解する

飲みこむことに集中したり、飲みこみやすい食べ方を工夫したりすることが大事

誤嚥を防ぐためには、「飲みこみ力」や「吐き出し力」を高めるとともに、「誤嚥しにくい食べ方」「むせにくい食べ方」を理解することも大事です。

食べ物が気管に入り窒息するひとは多く、年間約9千人が窒息死しています。そうした事故を防ぐためにも、次の点に注意をしていただければと思います。

①飲みこむ瞬間に、のどを上げることに集中する

通常、テレビを見ながら食べたり、家族とおしゃべりしながら食べたりすることが多いと思いますが、そんな時はきちんと咀嚼《そしゃく》し、しっかり飲みこむという動作がおろそかになりがちです。油断をしていい加減な噛み方、飲みこみ方をすると、誤嚥の危険性が非常に高まります。「ながらご飯」でもかまいませんが、飲みこむ瞬間だけは、しっかりのどを上げるよう、集中しましょう。そうすれば誤嚥を防げます。

②口の中で食べ物を飲みこみやすくする

咀嚼が不十分だったり、一度に頬張り過ぎたりしてもいけません。ほどよく噛んで軟らかくし、飲みこみやすい大きさに食べ物をまとめることが重要です。十分に噛まないで雑に飲みこむと、のどに詰まりやすく、誤嚥しやすくなります。

③飲みこみにくい食べ物に気をつける

毎年正月には、餅をのどに詰まらせる事故が多発します。餅以外にも、パン、おにぎり、団子、こんにゃくといった食べ物は、比較的のどに詰まりやすく、気管に詰まってしまったら、最悪の場合、窒息してしまうかもしれません。これらの食べ物は、例えばどれくらいの大きさに食材を刻んでおくとか、どれくらい煮込むとか、のどに詰まりにくくなるよう、調理の仕方を工夫します。非常に細かく刻んだ食材は、飲みこんだ瞬間にのどの中で散乱し、気管に入ることもあるので要注意です。

異物がのどに詰まったら

いざという時のために知っておこう

誤嚥したり、食べ物や異物をのどに詰まらせたりしたひとの救助方法です。

①背部叩打法《こうだ》

のどを詰まらせたひとが、座るか立つかしていたら、その斜め後ろに立ち、片手で胸か下あごを支えながら、相手の身体を前かがみの状態にします。その状態で、背中の肩甲骨と肩甲骨の間を4〜5回、速く強く叩きます。詰まらせたひとが倒れこんでいたら、身体を横向きにしてひざで胸を支えます。片手でそのひとの顔を支えながら、もう一方の手で同じように背中を叩きます。これを異物が出るまで続けます。

②ハイムリッヒ法

腹部突き上げ法ともいいます。これはやや習熟が必要な方法です。のどを詰まらせたひとの背後に立って、足も使って後ろから抱きかかえるような格好で支えます。そして両手を腹部に当て、お腹を突き上げるようにして横隔膜を押し上げます。

背部叩打法

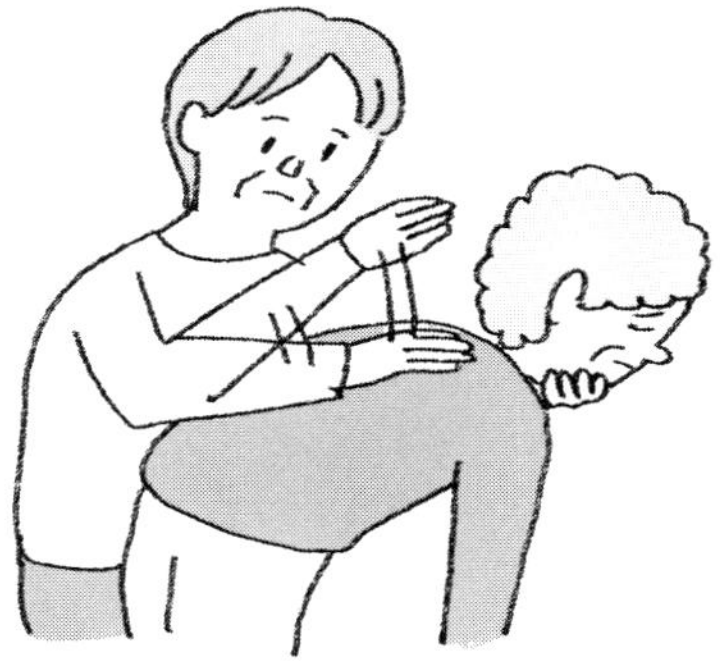

ハイムリッヒ法

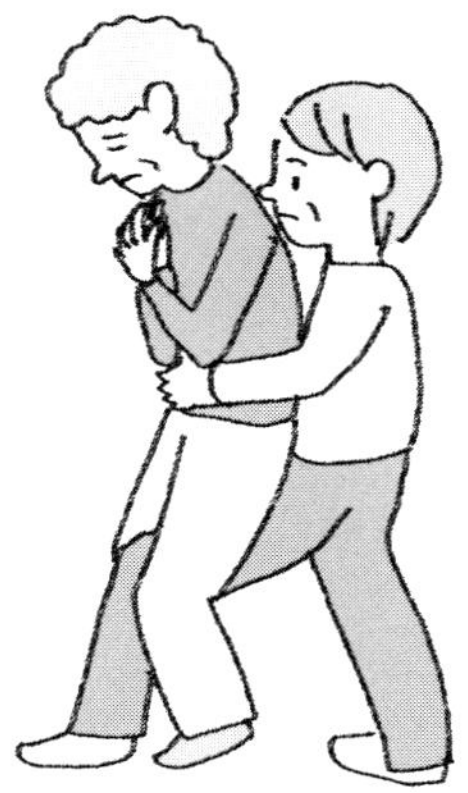

舌を動かすトレーニングをしよう

舌の力を維持することも、「飲みこみ力」を高めることにつながる

日常のちょっとした時間に、舌のトレーニングも行いましょう。

①舌を大きく前後左右に動かす
②ストローのように筒状にしたり（A）、裏側が見えるように後ろに曲げたりする（B）
③スプーンを舌に押しつけ、丸みに合わせて力を入れ、舌に負荷をかける
＊ウェッとなればのどの感覚はＯＫ

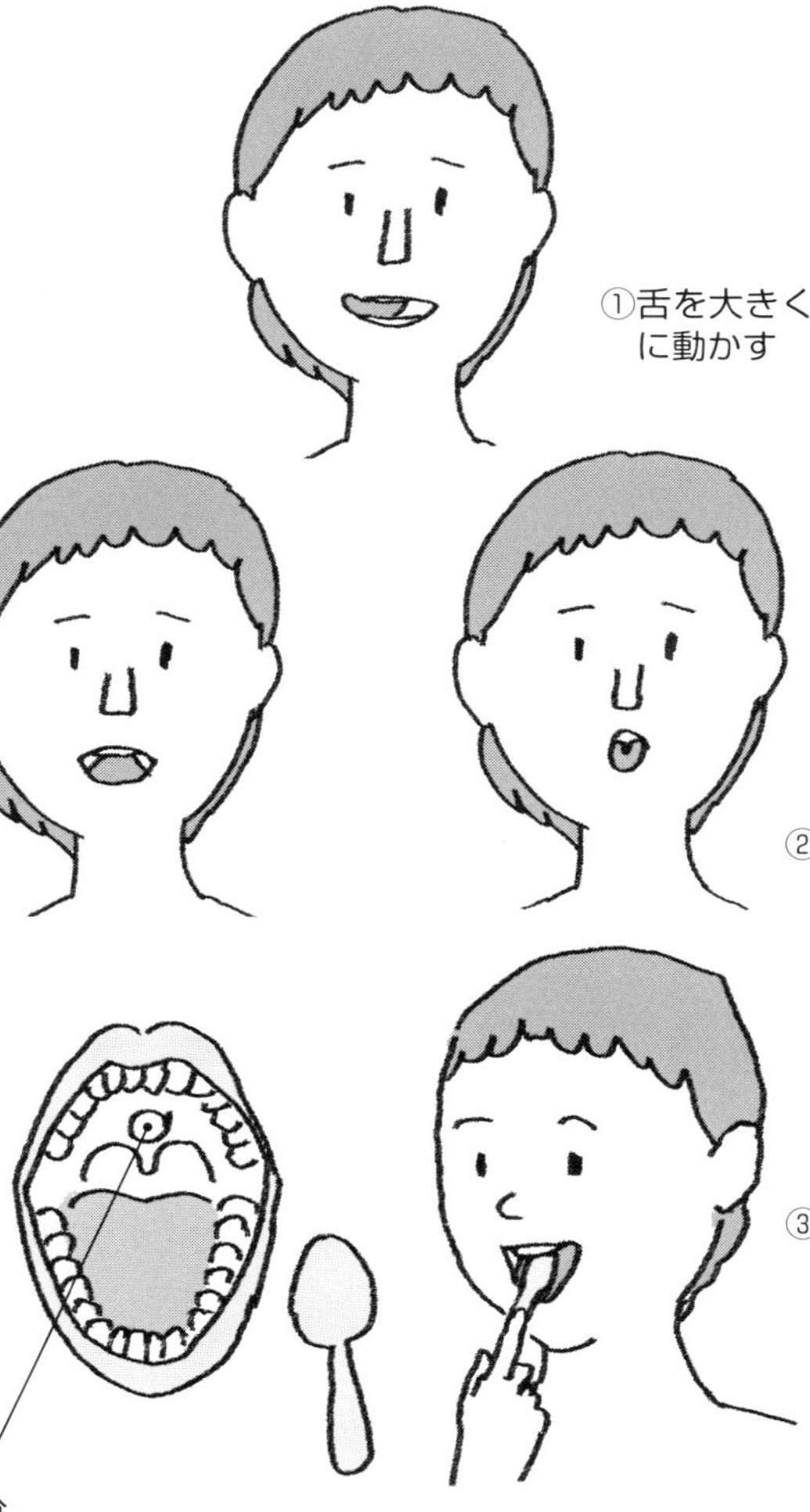
①舌を大きく前後左右に動かす
②-B裏側が見えるよう後ろに曲げる
②-Aストローのように筒状にする
＊氷水で冷やしたスプーンで口の奥を触り、反射神経を刺激
この部分
③スプーンを舌に押しつけ、丸みに合わせて力を入れる

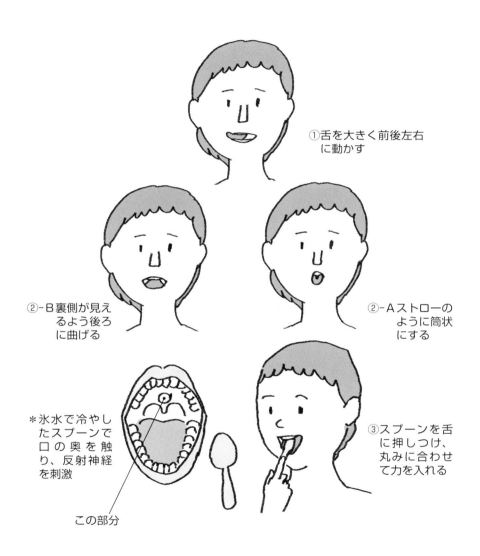

おわりに

本書でご紹介した「のどトレ」は、やっていること自体、決して難しいことではありません。ごく簡単にいえば、「のど仏を上下に（自分の意思で）動かせるようになること」です。たったそれだけのことです。しかし、のど＝喉頭を意識的に動かすことを最初は難しく感じるひとは少なくないと思います。

生まれてからずっと「無意識」でやっていたことを、「意識して」やれるように「思い出す」作業は、ひとによってどれだけできるかに大きな違いがあります。ですから、普段から飲みこむ時に、のどをどのように動かしているかを意識して、まず「飲みこむ動作」を手の内に入れてください。

「ごっくん筋」は、日頃、もともと「10」ある力のうち、おそらく「2」か「3」くらいしか使っていません。つまり、「筋肉が鍛えられていない」状態です。筋肉を鍛えるには、その筋肉を意識して目一杯使ってやることです。使ってやれば、筋肉はどんどん鍛えられていきます。

簡単なことなのですが、これをマスターできるかどうかは、この先の人生を左右するくらい重要なことです。誤嚥を防げるようになれば、日本人の三大死因である肺炎のうち、高い割合を占める誤嚥性肺炎を遠ざけることができます。しかし誤嚥が防げなければ、健康寿命を大幅に縮めてしまうことにもなりかねないのです。

この差は非常に大きいといわなければなりません。だからこそ、私は日本中のひとたち、さらには世界中のひとたちに「のどトレ」を実行していただきたいのです。

現在の課題は、「のどトレ」を広めていく仕組みづくりです。そこで私は、「嚥下トレーニング協会」（HP：http://www.enge.or.jp/ TEL：0422-29-8461 FAX：0422-29-8642）を監修する「のどトレ教室」を開いています。受講をご希望の方は、ぜひお問い合わせよろしくお願い致します。

「のどトレ教室」東京　株式会社そらうみ　（HP：http://www.solaumi.jp/）そらうみスタジオ（TEL：0422-29-8461）

「のどトレ教室」神戸　神戸新聞カルチャーＫＣＣ（HP：http://k-cc.jp/）三宮教室（TEL：078-265-1100）加古川教室（TEL：079-454-8110）

〈著者紹介〉

浦長瀬昌宏（うらながせ・あつひろ）

1972年生まれ。大阪市出身。神戸大学医学部医学科、神戸大学大学院医学研究科耳鼻咽喉科頭頸部外科学分野卒業。耳鼻咽喉科専門医。神鋼記念病院耳鼻咽喉科科長として、鼻治療や嚥下障害の予防を中心に耳鼻咽喉科の診療を行なう。また、ＥＮＴmedical lab主任研究員として、耳鼻咽喉科分野の臨床研究や嚥下機能の改善トレーニング指導を積極的に行なっている。

著書に『健康長寿は「飲みこみ力」で決まる！』（メイツ出版）、『９割の誤えん性肺炎はのどの力で防げる』（KADOKAWA）、『誤嚥性肺炎が怖かったら「のど上げ体操」をしなさい』（時事通信社）、監修書に『「のど」をきたえて誤嚥性肺炎を防ぐ本』（宝島社）がある。

嚥下トレーニング協会
ホームページ http://www.enge.or.jp/
メールアドレス info@enge.or.jp
電話 0422-29-8461

誤嚥性肺炎は10秒の「のどトレ」でくいとめる

2018年５月２日　第１版第１刷発行

著　者　浦長瀬昌宏
発行者　安藤卓
発行所　株式会社ＰＨＰ研究所
京都本部　〒601-8411　京都市南区西九条北ノ内町11
教育出版部　☎075-681-8732（編集）
家庭教育普及部　☎075-681-8818（販売）
東京本部　〒135-8137　江東区豊洲5-6-52
普及部　☎03-3520-9630（販売）

PHP INTERFACE　https://www.php.co.jp/

印刷所
製本所　図書印刷株式会社

ISBN978-4-569-84008-6